心电图一本通：基础、练习与提高

主　编　朱文青　葛均波

上海科学技术出版社

图书在版编目（CIP）数据

心电图一本通：基础、练习与提高 / 朱文青　葛均波主编 .
—上海：上海科学技术出版社，2015.1（2025.3 重印）
ISBN 978-7-5478-2225-8

Ⅰ. ①心… 　Ⅱ. ① 朱… ② 葛… 　Ⅲ. 心电图 　Ⅳ. ① R540.4

中国版本图书馆 CIP 数据核字（2014）第 088505 号

心电图一本通：基础、练习与提高
主　　编　朱文青　葛均波

上海世纪出版（集团）有限公司
上海 科 学 技 术 出 版 社 　出版、发行
（上海市闵行区号景路 159 弄 A 座 9F-10F）
邮政编码 201101　www.sstp.cn
上海新华印刷有限公司印刷
开本 889×1194　1/24　印张 13.5
字数：150 千字
2015 年 1 月第 1 版　2025 年 3 月第 9 次印刷
ISBN 978-7-5478-2225-8/R·736
定价：38.00 元

内容提要

　　本书是为初学心电图及需要提高心电图诊断能力的读者编写的。内容包括三部分："心电图相关知识"，介绍心脏解剖、心脏电生理和心电图导联及电轴等理解心电图表现的相关基础知识；"心电图分析"，介绍心电图分析方法及各种异常心电图的表现、特征和分析思路；"实践与提高"，通过对实例的分析以及练习来帮助读者在应用中逐步掌握心电图分析方法。

　　本书遵循从学习到练习的编写思路，使读者通过理解心电图的发生原理及各种异常心电图的发生机制而理解心电图表现，通过对实例的分析而掌握心电图分析思路和方法，通过练习而进一步熟练运用心电图分析方法，因此学习起来易于理解、牢固掌握。

　　本书可作为医学生、各级医师（住院医师、主治医师）以及需要对心电图进行研究的学者的参考书。

作者名单

主　编
朱文青　葛均波

编写者
朱文青　葛均波　程　宽
陈庆兴　徐　烨　王张生
解新星　姚伟丰　凌云龙

序

　　心电图检查是临床上最常用的无创性诊断手段之一。其操作简便,对患者不造成创伤;所用仪器心电图机日益小型化,随时随地都可进行检查。它能准确诊断一些心脏病,如对心肌梗死进行定性、定位和定范围;在观察心电图的演变过程中确诊急性心包炎;诊断各种心律失常,包括心肌细胞膜离子通道病所致的心律失常;判断起搏器和其他植入性诊治设备的功能;诊断根据心电图变化而命名的综合征;进行患者围手术期的监护;实施远程(包括对工作中的宇航员、潜水员等)遥测监护。它又能起辅助诊断一些疾病的作用,如通过判断心房肥大、心室肥厚和劳损、心肌缺血和损伤等帮助诊断先天性和后天性心脏病;提示电解质紊乱,特别是血钾和血钙的增高和减低;反映药物特别是强心苷、抗心律失常药、抗肿瘤药、抗精神病药等对心肌的影响。可见,它不仅已发展成为独特的心电信息学手段,被应用于循环系统疾病的诊断,而且常被用于一些其他系统疾病的辅助诊断,临床应用范围广泛。因此不单是成人心脏内、外科医师,儿科心脏内、外科医师需要很熟练地运用它,以诊断心血管疾病,其他一些学科的临床医师也需要掌握它以提高诊断本学科疾病的水平。

　　有鉴于此,复旦大学上海医学院诊断学系主任朱文青教授,复旦大学附属中山医院心内科主任和上海市心血管病研究所所长葛均波院士,组织了七位心脏内科医师编写《心电图一本通:基础、练习与提高》一书,为想熟识、掌握和运用心电图检查于诊断疾病的临床医师提供一本帮助其循序渐进自修心电图学的参考书。书中包含三部分的内容。第一部分介绍有关心脏解剖和生理等方面的基础医学知识,以及心电形成的有关理论和学说,为读者学习心电图学打好基础。第二部分介绍正常心电图和异常心电图的分析方法,包括各种可用于直接诊断和辅助诊断心脏疾病心电图变化的分析方法和诊断指标,使读者初步掌握分析心电图以诊断疾病的正规步骤。第三部分列举一些实例进行分析,引导读者反复练习,以熟练掌握心电图分析方法并运用于临床实践,在不断的临床实践中逐渐提高诊断水平。

　　本书采用的资料都是编者们平时在门诊和病房工作中所收集到的,其最终的诊断经过随访观察而确定,结论可靠。本书帮助读者打好基础并反复练习以积累经验,不断提高诊断水平。故应主编的邀请作序,向读者推荐。

陈灏珠

中国工程院院士

复旦大学附属中山医院内科教授

上海市心血管病研究所名誉所长

2014 年 8 月

目 录

第一部分
心电图相关知识

第一章　心脏的解剖与生理

一、心脏的位置

心脏是一个肌肉空腔性器官,位于两肺中间,在胸骨后方、横膈上方。心脏大约有 2/3 位于胸骨的左边,仅有 1/3 在胸骨右边。心脏基底部位于心脏的上部,大部分由左心房、少部分由右心房组成,大约在第 2 肋骨水平,位于食管和降主动脉的前方(图 1-1)。心脏的心尖部是心脏的最低水平,由左心室的尖端所组成,在横膈的上方,在第 5、第 6 肋骨的锁骨中线上。

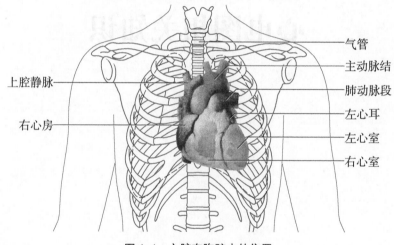

图 1-1　心脏在胸腔中的位置

标注：气管、主动脉结、肺动脉段、左心耳、左心室、右心室、上腔静脉、右心房

二、心脏的大小与形状

成人的心脏约 12 cm 长、9 cm 宽、6 cm 厚,重 250～350 g,约自己拳头大小(图 1-2)。心脏的重量约为体重的 0.45%(男性)、0.40%(女性)。心脏的大小与个体的年龄、体重、体型、生理运动及心脏病等因素有关。

三、心腔

心脏由 4 个心腔所组成。2 个心腔在上部，为左、右心房。心房的壁很薄，功能是接收回心的血。右心房主要接受血氧含量较低的静脉血，上腔静脉主要收集头部和颈部血液，下腔静脉主要收集身体下半部分的血液；右心房回收的静脉血的另一个来源是冠状静脉窦，主要收集心脏回流的血液。左心房接收血氧含量较高的肺静脉血，右心房厚约 2 mm，左心房厚约 3 mm。血液由心房经由房室瓣进入心室腔。

心脏偏下方有 2 个心腔，为左、右心室。心室壁比心房壁要厚很多，其功能是泵血，右心室将血液泵进肺循环，左心室将血液泵进体循环。当左心室收缩时产生一次搏动，在胸壁心尖部位可以感触到。在心脏表面还分布着冠状血管及其分支（包含有动脉和静脉系统）。

把左右心脏分开的壁叫做间隔。房间隔分隔左、右心房，室间隔将心室分隔成左、右心室（图 1-3）。右心室的功能是将氧含量低的血液泵入肺组织，使其在肺组织中交换成氧含量高的血液，这个过程叫做肺循环。左心室的功能是将氧含量高的血液输送到身

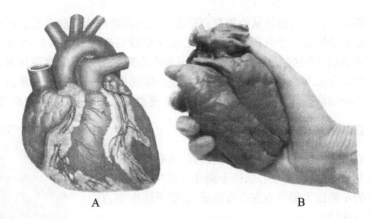

图 1-2 心脏大小

A. 心脏模型；B. 心脏实际大小

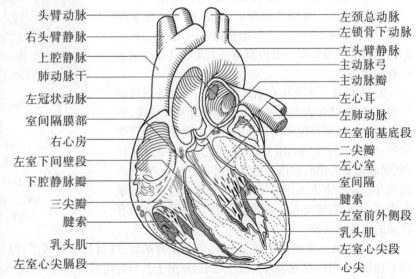

图 1-3 心脏剖面图

体的各个部位。将血液从心脏泵到靶器官去的系统称为动脉系统,而将血液带回到心脏的则称之为静脉系统,由于左心室系统是一个高压系统,故左心室室壁较右心室室壁厚3～5 mm(左心室室壁厚13～15 mm)。整个心室腔完全充盈后体积约150 ml,正常情况下每次心搏约有一半的血液被泵出(70～80 ml),每次泵血的量占整个心室容积的百分数即为心脏射血分数,它也是心脏功能的一个指标,正常值为50%～65%。当射血分数在40%以下时即为心脏功能损伤。射血分数低下常见于充血性心力衰竭、心肌缺血发作等。

四、心脏的表面

心脏前方位于胸骨和肋骨的后方,由右心房、右心室和左心室组成,整个心脏位于胸骨后偏左的腔隙中。心脏的左侧面大部分由左心室组成,心脏下面由左、右心室组成(图1-4)。

五、心壁的结构

心壁主要由心内膜、心肌层和心外膜组成。

1. 心内膜　是整个心腔内表层,由单层扁平细胞、内皮下结缔组织与弹力纤维所构成,心室和心耳处的内膜较心房及室间隔处内膜薄,主动脉及肺动脉出口处内膜最厚。

2. 心肌层　主要由心肌纤维组成,是心脏循环动力的基础,内部包含有丰富的毛细血管和神经纤维。不同心腔的心肌层厚度不同,由于心房主要是被动接受和被动输出,所受到的阻力较小,因此,心房壁就比较薄,而心室需要将心腔内的血液泵出心脏(右心室进入肺循环和左心室进入体循环),所以心室壁层较心房壁厚很多,左心室壁比右心室壁厚。此外,心肌层还具有特殊的内分泌功能。

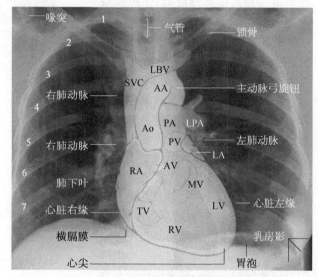

图1-4　心脏的X线表现

SVC:上腔静脉;LBV:左头臂静脉;
AA:主动脉弓;Ao:主动脉;PA:肺动脉;
LPA:左肺动脉;LA:左心房;RA:右心房;
AV:主动脉瓣;PV:肺动脉瓣;MV:二尖瓣;
TV:三尖瓣;LV:左心室;RV:右心室

3. 心包层　从严格意义上来讲,心包壁有两层:纤维层和浆膜层;但从实用观点来讲,可将之看成一层致密的心包层。心包纤维囊袋包裹整个心脏,并由于其自身附着在膈肌,因此有助于纵隔对心脏发挥支撑作用。心包环绕心房和心室,但不附着其上。但在大动脉和大静脉的心包入口和出口处均与血管外膜相附着,并使心包腔呈闭合状。心包腔实际上是自身折叠形成的一个囊袋。外层紧附着在纤维层又称为壁层,内层浆膜紧密附着至心肌上,又称为心外膜。

六、心脏的瓣膜

心脏瓣膜是心脏各个心腔之间的分隔结构。右心房与右心室之间为三尖瓣,右心室与肺动脉之间为肺动脉瓣,左心房与左心室之间为二尖瓣,左心室与主动脉之间为主动脉瓣。如果经由房室和心室动脉交界短轴作一切面可以很清楚地看见四个瓣膜(图1-5)。一般认为,肺动脉瓣最靠前上方,三尖瓣位于最下方,二尖瓣位于四个瓣膜的中间偏后方,主动脉瓣居中。

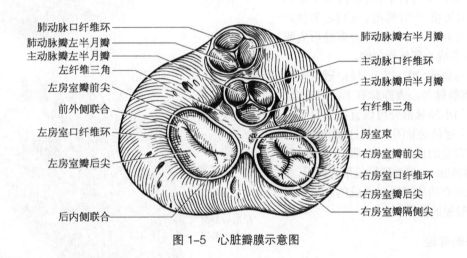

图1-5　心脏瓣膜示意图

七、心脏的血液供应

心脏血液供应主要来自于由冠状血管,即冠状动脉和冠状静脉(图1-6)。正常情况下心脏60%～75%的氧供应来自于冠脉系统,因此,增加冠脉血流可以增加心肌的氧摄取量。冠状血管能够最大限度地满足心脏对血氧的需求。冠状血管主干在心脏的表面有两个重要分支,为左、右冠状动脉。

右冠状动脉主要供应右心房、右心室、左心室的下壁、左心室的后壁(85%)以及窦房结动脉(60%)和房室结动脉(85%～90%)。左冠状动脉主要供应左心室的前壁、左心室的下侧壁部分、室间隔的大部分、左心房、左心室的侧壁、左心室下壁的 15%左右、左心室后面的 15%左右、窦房结动脉（40%）和房室结动脉（10%～15%）。

心室壁血供特点：按血供及组织构造大致分为三层：心外膜下层、心肌中层及心内膜下层。与心内膜和心外膜下层相比，心肌中层内血管均直行，毛细血管的口径较小，血管间距小，血管间吻合较少；心外膜下层毛细血管口径较大，间距大，但血管间吻合丰富；心内膜下层毛细血管比肌层血管粗，但较稀疏。所以心肌梗死常从心内膜下开始，而心外膜吻合多易形成侧枝循环，故此处形成心肌坏死较晚。

心脏大部分血液(70%以上)经由冠状窦回流到右心房，该静脉与心表静脉有丰富的吻合。此外，心壁内的小静脉部分可以直接开口于心房或心室内。当冠状动脉闭塞时，这部分静脉可使心肌获得一定量的血供，对心肌有一定的保护作用。心脏特殊的血液循环供给系统提示，在心脏发生病变和心功能减退时心脏的静脉系统可能产生不可忽视的作用。

八、心脏的神经

心脏的神经包括有三部分：交感神经、副交感神经和感觉神经(图 1-7)。心交感神经低级中枢位于脊髓 C_6～T_6 侧角中间带外侧核，它在 T_6 以上交感神经节中交换神经元，然后发出节后纤维加入心浅丛（位于主动脉弓下方）和深丛

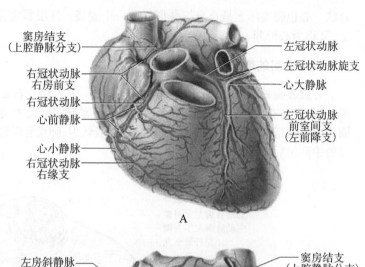

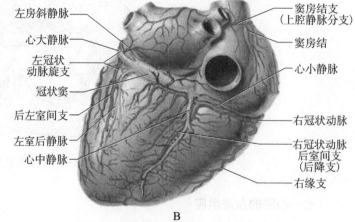

图 1-6 冠脉血管(动脉和静脉)的分布状况
A. 心脏胸骨面观；B. 心脏膈面观

（位于主动脉弓下方和支气管叉之间）。副交感神经低级中枢位于迷走神经背核、疑核及孤束核的内侧亚核，这些核发出节前纤维构成迷走神经主要成分，也加入心浅丛和深丛，与交感神经一起协调心脏活动。感觉神经尚未形

成系统,其伴行于交感和副交感神经,神经细胞位于T_1~T_6脊神经后根的脊神经节与迷走神经的下神经节内(又称为结状神经节)。心脏传导感觉的神经与交感神经节同行,传入T_1~T_6节段的后角;而传导压力或牵张等感觉的神经纤维则伴随迷走神经至延髓孤束核。心脏的感觉神经尚不清楚。痛觉神经可能经脊髓丘脑束传至丘脑,换神经元后再传至丘脑下与大脑皮质而产生痛觉,或经由左膈神经传至中枢产生痛觉。此外,肽能神经对心脏可能也有调节作用,这些多肽类物质存在于心脏的神经纤维或神经元中,可以分布于心房、心室、窦房结、房室结及血管壁处等,分泌后对冠状血管(动脉和静脉)收缩和舒张及通透性产生影响,同时对心肌收缩力发生作用。

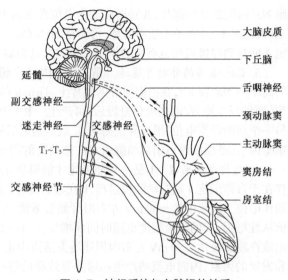

图 1-7　神经系统与心脏间的关系

九、心肌细胞膜离子通道

在心肌细胞膜上存在多种离子通道,它是心肌细胞跨膜电位形成的基础。根据通道电流的方向可分为内向电流通道(包括 Na^+ 通道、Ca^{2+} 通道、Ca^{2+} 激活的非特异性通道和起搏电流通道)和外向电流通道(包括内向整流性 K^+ 通道、ATP 敏感性 K^+ 通道、乙酰胆碱激活性 K^+ 通道、延迟整流性 K^+ 通道、瞬时外向 K^+ 通道、Na^+ 和 Ca^{2+} 激活性 K^+ 通道等)。

(一) 内向电流通道

1. Na^+ 通道　广泛存在于多种细胞中,在心肌快反应细胞,Na^+ 通道的激活可导致 Na^+ 迅速内流,是引起快反应细胞 0 期除极的内向电流(又称第一内向电流,I_{Na})。Na^+ 通道的激活是电压依赖性的,当膜电位由静息水平(膜内 −90 mV)除极到阈电位水平时,Na^+ 通道开始激活。膜内通道又可分为 L、T、N、P 型,其中 L 型通道电导最大,通道激活所需的膜电位较低,一般为 −60~−10 mV(通常为 −40 mV),此类通道在全细胞记录时激活和失活时间较长,往往达几十甚至数百毫秒;T 型 Ca^{2+} 通道的电导较小,但激活所需膜电位较高,通常为 −60~−70 mV,根据动力学特性和失活特性不同,T 型 Ca^{2+} 电流又可分为低阈值和高阈值两种成分。N 型和 P 型仅存在于神经细胞和突触部位,而心肌细胞中未见存在。

2. 缓慢内向离子流(I_{si})　又称第二内向离子电流,存在于心肌细胞膜上,它不是单一的 Ca^{2+} 电流,而是由三种特性各不相同的 Ca^{2+} 离子流所组成:一是 I_{Ca},即快速 Ca^{2+} 内流,其通道激活和失活的速度快,融合于快反应细

胞 Na^+ 内流的最后部分，共同形成动作电位升支的上段，而对平台期作用很小，它又是慢反应细胞，是除极的离子基础；二是 I_{si}，其离子本质不清楚，可能是 Na^+-Ca^{2+} 交换产生的电流，故也称 $I_{Na\cdot Ca}$，在平台期起作用，慢反应自律细胞 4 期自动除极晚期也有它的作用；三是 I_{Ca}，是微弱而缓慢的 Ca^{2+} 流，主要作用是维持快反应细胞平台期。

3. **Ca^{2+} 激活的非特异通道** 是在细胞内 Ca^{2+} 超负荷时，出现的一种短暂性内向电流（I_{ti}），现认为该通道转运的离子为 Na^+ 和 K^+，在内面向外的膜片上，$1\mu mol$ 的 Ca^{2+} 即可激活该通道。实验表明，在某些情况下心肌传导细胞（浦肯野细胞）在动作电位复极后，可产生一种短暂的除极电位（延迟后除极电位），当它达阈电位时，就可诱发另一个新的动作电位，形成异位搏动。I_{ti} 就是延迟后除极电位的离子基础。洋地黄中毒、细胞外低 K^+ 或低 Na^+ 以及咖啡因、儿茶酚胺等可引起细胞内 Ca^{2+} 超负荷的因素，均可诱发或加强 I_{ti} 和延迟后除极电位。

4. **起搏电流通道** I_f 是一种超极化才能得到充分激活的非特异内向离子电流。主要由 Na^+（也有 K^+）携带，存在于自律细胞 4 期自动除极过程，I_f 在心肌传导（浦肯野）纤维快反应自律细胞中是起搏电流的主要离子流。在动作电位 3 期复极达 -60 mV 左右时开始被激活，复极达 -100 mV 左右时充分激活。因此，内向电流表现出时间依从性增强，膜的除极程度也随时间而增加，一旦达阈电位水平，便产生另一次动作电位，与此同时，这种内向电流在膜除极达 -50 mV 左右时因通道失活而中止。可见，动作电位复极期膜电位本身是引起这种内向电流启动和发展的因素，内向电流的产生和增强导致膜的进行性除极，而膜的除极一方面引起另一次动作电位，另一方面又反过来中止这种内向电流。I_f 在窦房结慢反应自律细胞起搏活动中，其作用不如 I_K 衰减外向电流通道。

（二）外向电流通道

1. **电压依从性 K^+ 通道**

（1）I_K：延迟整流性 K^+ 通道电流（delayed rectiffed potassium channel current），是以 K^+ 为主的、但也有 Na^+ 参与的外向离子电流。它在快反应细胞的 3 期快速复极过程中起重要作用，又称复极电流，对浦肯野细胞的最大复极电位的形成起决定性作用，而对慢反应自律细胞复极化也起作用。I_K 离子流的进行性衰减的形式，是慢反应自律细胞自动节律起搏产生的重要离子基础。

（2）I_{K1}：内向整流性 K^+ 通道电流（inward rectiffed potassium channel current），存在于快反应型细胞，是一种决定快反应心肌工作细胞静息电位的离子流，是单纯由 K^+ 携带的复极电流。它在快反应细胞动作电位的 2 期和 3 期均起复极作用，为了与 I_K 期区别故称为 I_{K1} 离子电流。

（3）I_{t0}：是一种短暂外向离子电流，又称瞬时外向离子流（transient outward current，I_{t0}），是电压依从性 K^+ 通道，主要由 K^+ 携带也有 Na^+ 参与的外向离子电流，是形成快反应细胞动作电位的 1 期快速复极的主要离子流。I_{t0} 又分两个成分，I_{t01} 是慢成分，电压依赖性，因除极而被激活，可被 4-氨基吡啶和四乙基铵等 K^+ 通道阻滞剂所阻断，故认为 K^+ 是 I_{t01} 的主要离子成分，它也参与 2、3 期复极；I_{t02} 是快成分，Ca^{2+} 依赖性，目前认为是由 Cl^- 内流（也是外向电流）产生的。

2. 细胞内 Na^+ 或 Ca^{2+} 浓度升高激活的 K^+ 通道　由细胞内 Na^+ 或 Ca^{2+} 浓度升高时激活 K^+ 通道开放而产生的电流称 I_{K-Na}、I_{K-Ca}。在内膜面向外的膜片钳实验中发现,当 Na^+ 浓度极度升高时,K^+ 通道开放,但其生理或病理意义仍不明。

3. 化学门控离子通道　此类通道的作用不在于维持和产生正常跨膜电位(静息电位和动作电位),而在于对心肌细胞功能活动的调节,以及对异常电活动的发生有着特别重要的意义。

（1）ATP 依从性 K^+ 通道(K_{ATP} 通道)：受细胞内 ATP 浓度调节启闭的 K^+ 通道电流称 I_{K-ATP}。细胞内生理浓度的 ATP 作用不是分解供能激活此通道,而是维持此通道在正常情况下处于关闭状态,当心肌细胞内 ATP 降到临界水平以下时(如心肌缺血)可致 K^+ 通道开放,大量的 K^+ 外漏以致缺血心肌细胞局部高钾而引起除极,诱发心律失常。

ATP 依从性 K^+ 通道主要特性包括：①受细胞内 ATP(ATPi)抑制,对电压相对不敏感,其激活不需 Ca^{2+} 参与；②对 K^+ 有高度的选择性,与细胞内、外浓度密切相关,K_{ATP} 通道对 K^+ 有高度的选择性通透作用,而对 Na^+ 的通透性极低；③通道的活性受细胞内的 ATP 浓度调节,与电压依赖型的钾离子通道不同,K_{ATP} 通道不受细胞膜电压的调节；④K_{ATP} 通道受 G 蛋白的调节,激活细胞内的 G 蛋白,可以拮抗 ATP 对通道的抑制作用,使 K_{ATP} 通道开放；⑤K_{ATP} 通道是非时间依赖性的,它呈暴发式开放,开放后可出现长时间关闭。

（2）乙酰胆碱激活性 K^+ 通道：经此通道激活的电流称 I_{K-ACh},主要存在于心房肌,早年曾认为 ACh 激活的是 I_{Ki},近年发现是通过 G 蛋白激活开放了另一种在生物物理学特性和生理学特性上均与 I_{Ki} 不相同的 K^+ 通道。

第二章　心肌细胞电生理学

　　心电活动来自心肌细胞的除极和复极，而对心脏电生理的理解是学习心律失常发生机制的基础，但由于心电生理的内容非常广泛、复杂，因此，本章中只涉及重要的某些方面，为了解心律失常的病理生理打下基础。

一、心脏的自律性

　　心脏有节律地自行搏动，是由于即心脏细胞在有规律地、由节律点控制地、周而复始地进行着除极与复极的活动。能够自发地进行这种活动的细胞称为节律细胞，从动作电位来看大体上可以分为两类：①慢通道型：它的除极依赖于慢通道对 Ca^{2+} 的开放，较缓慢，静息时的跨膜电位也不高。窦房结和房室结的节律细胞属于此类；②快通道型：它的跨膜电位高（$-85\sim-90$ mV），除极有赖于快通道对 Na^+ 的开放，除极迅速，希-浦纤维属于这类节律细胞。心脏自律性的电生理由完全复极至除极的时间决定节律点的频率（次/分钟），即心动周期的时间（s 或 ms），其影响因素有如下。

　　1. 第 4 位相自发除极的速度　这是最主要的决定性因素。在动作电位的第 4 位相，细胞内的正离子逐渐增多，使跨膜电位逐渐缩小，第 4 位相呈斜线上行，当达到除极阈值时即开始除极。第 4 位相自发除极的速度愈快、斜率愈大，则心动周期愈短、心率愈快。反之，心率就减慢。第 4 位相的自发除极是由于细胞内、外离子交换的不平衡所致。一些研究提示，在第 4 位相时细胞膜对 K^+ 的通过率减低，使较多的 K^+ 留在细胞内。也有些研究说明窦房结和房室结的细胞在第 4 位相时 Na^+ 进入细胞内的速度随时间而增加，即 Na^+ 在细胞内浓度增多。以上两种机制都可以使第 4 位相自发地除极。

　　2. 除极阈值的改变　通常结性自律细胞的除极阈值为 $-55\sim-65$ mV，浦肯野细胞的阈值为 -75 mV 左右。如阈值增大（更大的负值），则心动周期缩短，心率加快；反之则心率减慢。

　　3. 复极后的电位　如复极过度，则复极后的电位过大，第 4 位相达到阈值时间就延长，心率减慢。如复极不足则电位较小，更接近阈值，心率增快。

　　4. 心肌收缩周期与除极速度的关系　通常，窦房结的节律较快，它的除极扩散传导到整个心脏，成为正常的起搏点。但如因某种原因，窦律变慢，则下一级（通常为房室结）起而代之。如果由于某些因素下一级的自律细胞自律性增强，就可以在窦房结之前除极，并控制整个心脏，这就成为异位心律，是期前收缩或异位性心动过速的原因之一。交感神经兴奋过强、心肌缺血等常使异位的自律性增强。许多抗心律失常的药物能影响并减弱第 4 位相的自发性除极速度,使自律性降低。

二、心肌的传导功能

(一)传导功能及其影响因素

心肌细胞的结构是很特殊的,每一细胞的两端呈分支状而与其他细胞相连接,电离子可以由连接处的"闰盘"自由通过。因此,心肌是一个相互通联的导体。当一端的心肌细胞除极后,它的除极波可以依序扩散到相连接的心肌组织,这称为心脏的传导性。传导的速度取决于以下几种因素。

1. **除极波幅的大小** 波幅的大小代表着电位差的大小。电位差愈大,其推动力愈强,传导的速度愈快。以心室肌为例,它的 0 位相波幅可达 110～120 mV,而在房室结则不过 70～80 mV,前者的传导速度快,而后者则较慢。

2. **除极的速度** 即 0 位相上升的速度。上升速度愈快(快通道纤维),其传导也愈快。反之,慢通道纤维的传导速度就缓慢。

3. **传导的阻力** 正常情况下电波的阻力很微小,但在病态情况下(如缺氧),则细胞间的阻力增大,传导减慢。临床上有许多情况可以影响心肌(包括传导系统)的传导速度,例如在交感神经兴奋性增强时传导速度增快,反之迷走神经功能过强时则减慢。血钾过高、血钙过低均降低心肌细胞的除极幅度和速度,使传导减慢。缺血不仅使传导的阻力增大,更重要的是影响除极速度和幅度,使传导减慢。

(二)递减性传导

递减性传导指的是在心肌组织中传导速度愈来愈慢,传导力也渐趋减弱。在异常情况下,如心肌缺血时,心肌组织由于缺乏足够的能量供应,钠泵受抑制,除极幅度及速度均减弱,由正常心肌传来的推动力在进入缺血的组织后就逐渐减弱,严重时即产生传导阻滞。正常心肌中的房室结也存在着递减性传导,这是由于它是慢通道纤维,其除极的势能较低,而且它的纤维较细、内阻较大。递减性传导在房室传导阻滞的机制中占有重要位置。

(三)单向传导

单向传导指的是当心电传导沿着某一方向前进时,虽然传导减缓,但仍能通过,而从相反的方向传导时则不能通过。它的机制如下。

1. **存在着递减性传导区** 心肌的一部分存在着轻重不等的受损区,在激动由左向右进行时,借助于由正常心肌传来的较强的除极力量,它可以通过有障碍的区域,虽然它的势能减弱、传导速度减缓了。当激动由右向左前进时,由于已受到前一段有传导障碍的心肌的影响,传导力量已趋减弱,最后终止在传导障碍较重的区域。

2. **心电活动的不均衡性** 部分心肌受损后,它的极化程度不全,除极及复极的时间均较周围的心肌组织延缓。当激动由一个方向传来时,该部分心肌恰好处于不应期,不能将激动下传;而稍晚时,激动由另一端绕行过来,该部心肌已恢复了传导性，激动就得以传过去。以上两种机制可以独立起作用，也可以合并存在而导致单向传导阻滞。单向传导阻滞是折返心律的重要条件之一。快速性心律失常的发生机制常可以从自律性的改变或传导功能的异常中找到解释，而两种机制并存共同导致心律失常的情况也很多见。

三、心脏的易损期和超常应激期

"易损期"是心电周期中的一个特定时期，在此时期内给予心室的刺激极易引起一连串的室性心动过速甚至心室颤动。这个时期在体表心电图上大致在 T 波的降支处。在心室的复极过程中，相邻近的心肌组织存在着复极程序的差异。在易损期内，一部分心室肌已完全恢复了应激和传导的正常功能，而另一部分心肌虽然也已恢复了应激功能，甚至它的应激状态是处于超常期，但是由于 Na^+ 通道并未完全恢复，在应激后这部位心肌的除极波小而缓慢，激动的传导速度也缓慢，也就是存在着一个单向传导阻滞区。如果恰恰此时有一个刺激（例如期前收缩），则极易引起一系列的折返激动，从而导致室性心动过速或心室颤动。

"超常应激期"是指动作电位上的一个时期，此期内低于正常强度的刺激即可以诱发一个激动，即在此期内引起激动的阈值低于正常。超常应激期在动作电位上处于第 3 位相的末端至第 4 位相的起始部位，它是在相对不应期之后、心肌完全恢复应激功能之前。在此期间，虽然心肌能被低于正常能量的刺激所激动，但由于此时期 Na^+ 通道的功能尚未完全恢复，其产生的动作电位是低幅的、缓慢的，其传导功能也是低下的。超常应激期的确切机制尚不清楚。它和易损期的时间大致相同，但两者并非直接相关。重要的事实是，在易损期由于同时存在着超常应激状态，一个较低强度的电刺激即可诱发室性心动过速或心室颤动。

第三章　心电图导联及心电轴

一、心电图导联

通常机体组织和体液都能导电。心脏在除极和复极过程中所产生的心电向量,可以通过容积导电传至身体各部并产生电位差,将心电描记器的记录电极放在体表的任何两个不同部位,都可记录出有关心电变化的图像,这种测量方法叫做双极导联,所测的电位变化是体表被测两点的电位变化的代数和。如果使与描记器负端相连的电极电位始终保持为零电位,作为所谓的"无关电极",而另一个测量电极则放在体表某一测量点,作为"探查电极",则这种测量方法叫做单极导联。目前临床检查心电图时,单极和双极导联都在使用。常用的导联如下。

(一) 标准导联

标准导联亦称双极肢体导联,反映两个肢体之间的电位差。

1. **Ⅰ导联**　将左上肢电极与心电图机的正极端相连,右上肢电极与负极端相连,反映左上肢(L)与右上肢(R)的电位差。当L的电位高于R时,便描记出一个向上的波形;当R的电位高于L时,则描记出一个向下的波形(图3-1A)。

2. **Ⅱ导联**　将左下肢电极与心电图机的正极端相连,右上肢电极与负极端相连,反映左下肢(F)与右上肢(R)的电位差。当F的电位高于R时,描记出一个向上波;反之,为一个向下波(图3-1B)。

3. **Ⅲ导联**　将左下肢与心电图机的正极端相连,左上肢电极与负极端相联,反映左下肢(F)与左上肢(L)的电位差。当F的电位高于L时,描记出一个向上波;反之,为一个向下波(图3-1C)。

(二) 加压单极肢体导联

由于标准导联只是反映体表某两点之间的电位差,而不能探测某一点的电位变化,分析电图时就相对复杂。如果把心电图机的负极接在零电位点上(无关电极),把探查电极接在人体任一点上,就可以测

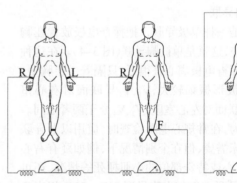

A. 右上肢连接负极,左上肢连接正极,形成Ⅰ导联

B. 右上肢连接负极,左下肢连接正极,形成Ⅱ导联

C. 左上肢连接负极,左下肢连接正极,形成Ⅲ导联

图3-1　标准导联的连接方式

得该点的电位变化,分析所得图像则相对单纯,这种导联连接方式称为单极导联。有学者提出把左上肢、右上肢和左下肢的三个电位各通过5 000 Ω高电阻,用导线连接在一点,称为中心电端(T)。中心电端的电位在整个心脏激动过程中的每一瞬间始终稳定,接近于零,因此,中心电端可以与电偶中心的零电位点等效。实际操作中,就是将心电图机的无关电极与中心电端连接,探查电极分别连接在人体的左上肢、右上肢或左下肢,得出左上肢单极导联(VL)、右上肢单极导联(VR)和左下肢单极导联(VF)(图3-2)。

由于单极肢体导联的心电图形振幅较小,不便于分析,因此有人提出在描记某一肢体的单极导联心电图时,将该肢体与中心电端相连接的高电阻断开,这样就可使心电图波形的振幅增加50%,这种导联方式称为加压单极肢体导联,分别以aVR、aVL和aVF表示(图3-3)。

(三)胸导联

其实也是一种单极导联,把探查电极放置在胸前的一定部位,这就是单极胸导联(图3-4)。在这种导联方式下探查电极离心脏很近,只隔着一层胸壁,因此心电图波形振幅较大,V_1、V_2导联面对右心室壁,V_5、V_6导联面对左心室壁,V_3、V_4介于两者之间。

一般认为,在常规心电图检查时,应用以上导联即可满足临床需要,但在个别情况下,例如疑有右心室肥大、右位心或特殊部位的心肌梗死等情况,还可以添加若干导联,例如右胸导联V_3R~V_5R相当于V_3~V_5相对应的部位;V_7导联在左腋后线与V_4水平线相交处。

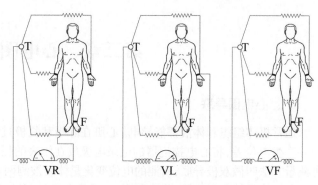

图3-2 单极肢体导联的连接方式

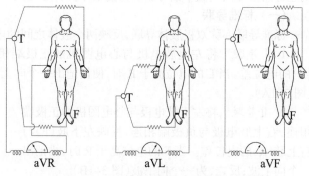

图3-3 加压单极肢体导联的连接方式

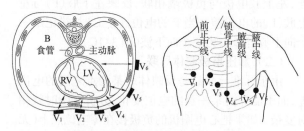

图3-4 胸导联探查电极的位置

二、导联轴

某一导联正负电极之间假想的连线，称为该导联的导联轴。标准导联的导联轴可以用一个等边三角形来表示(图 3-5)。等边三角形的三个顶点 L、R、F 分别代表左上肢、右上肢和左下肢，L 与 R 的连线代表 I 导联的导联轴，RL 中点的 R 侧为负，L 侧为正；同理，RF 是 II 导联的导联轴，R 侧为负，F 侧为正；LF 是 III 导联的导联轴，L 侧为负，F 侧为正。

等边三角形的中心相当于电偶中心，即零电位点或中心电端，按导联轴的定义不难看出 OR、OL、OF 分别是单极肢体导联 VR、VL、VF 的导联轴，RR′、LL′、FF′分别是 aVR、aVL、aVF 的导联轴，其中 OR、OL、OF 段为正，OR′、OL′、OF′段为负(图 3-6)。

标准导联和加压单极肢体导联都是额面，为了更清楚地表明这六个导联轴之间的关系，可将三个标准导联的导联轴平行移动到三角形的中心，使其均通过电偶中心 O 点，再加上加压单极肢体导联的三个导联轴，这样就构成额面上的六轴系统(图 3-7)。每一根轴从中心 O 点分为正负两半，各个轴之间均为 30°，从 I 导联正侧端顺钟向的角度为正，逆钟向的角度为负。例如，导联 I 的正侧为 0°，负侧为±180°；导联 aVF 的正侧为＋90°，负侧为－90°；导联 II 的正侧为＋60°，负侧为－120°(或＋240°)，依此类推。

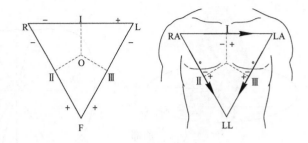

图 3-5 标准导联的导联轴

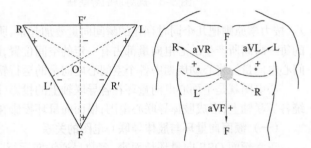

图 3-6 加压单极肢体导联的导联轴

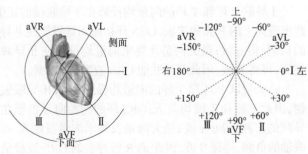

图 3-7 心脏六轴系统

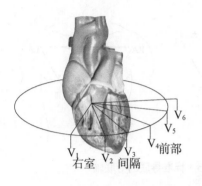
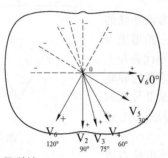

图 3-8　胸导联的导联轴

单极胸导联的导联轴如图 3-8 所示，OV_1、OV_2……OV_6 分别为 V_1、V_2……V_6 的导联轴，O 点为电偶中心，即无关电极所连接的中心电端，探查电极侧为正，其对侧为负。

三、心电向量与心电图的关系

心肌在进行机械性收缩之前，一般先有心肌的电活动，合而产生电动力。心肌电动力是一个既有大小又有方向的量，可用物理学名词"向量"来表达。以矢线表示，按力学原则把几个同时存在的瞬间向量叠加起来，所得的向量称综合向量。心脏是一个立体器官，在激动过程的每一瞬间所产生的心电向量都占有一定的空间位置，即有上下、左右、前后的立体关系。这种立体的向量称为空间心电向量。将心动周期中各个空间心电向量的运行轨迹连接起来，就构成一个空间心电向量环。

心电图就是平面心电向量环在各导联轴上的投影（即空间向量环的第二次投影）。额面向量环投影在六轴系统各导联轴上，形成肢体导联心电图；横面向量环投影在胸导联的各导联轴上就是胸导联的心电图。

（一）额面向量环与肢体导联心电图的关系

正常额面 QRS 向量环长而窄，多数呈逆钟向运行，最大向量位置在 60°左右，P 环和 T 环与 QRS 环方向基本一致。这里以图 3-9 为例说明额面向量环在肢体导联轴上的投影。

Ⅰ 导联 P 环和 T 环的向量均投影在 Ⅰ 导联轴的正侧，因此出现向上的 P 波和 T 波。QRS 环初始向量投影在 Ⅱ 导联轴的负侧，得 q 波；最大向量及终末向量均投影在 Ⅱ 导联轴的正侧，得高 R 波，因此 Ⅱ 导联的 QRS 波群呈 qR 型。

aVR 导联 P 环和 T 环的向量均投影在 aVR 导联轴的负侧，因此 P 波和 T 波均向下；QRS 环的初始向量投影在 aVR 导联的正测，得小 r 波；最大向量及终末向量投影在 aVR 导联轴的负侧，得深 S 波，因此 aVR 波导联的 QRS 波群呈 rS。

Ⅲ、aVF、aVL 导联的波形可依此类推。

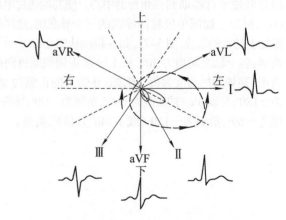

图 3-9　额面向量环与肢体导联心电图的关系

（二）横面向量环与胸导联心电图的关系

正常横面 QRS 环多为卵圆形，环体呈逆钟向运行，最大向量指向 345°左右，P 环和 T 环的方向与此大体一致。图 3-10 示横面向量环在胸导联轴上的投影。

V_1 导联 P 环的前部分投影在 V_1 导联的正侧，后部分在该导联轴的负侧，故得先正后负的双向 P 波。QRS 环初始向量投影在 V_1 导联轴的正侧，最大向量和终末向量均投影在负侧，因此 QRS 波群呈 rs 型。T 环投影在 V_1 导联轴的负侧，故 T 波倒置。

V_5 导联 P 环和 T 环均投影在 V_5 导联轴的正侧，因此 P 波和 T 波均向上。PRS 环的初始部分投影在 V_5 导联轴的负侧，得 q 波；最大向量投影在 V_5 导联轴的正侧，得 R 波；终末向量投影在负侧，得 S 波，因此 V_5 导联的 QRS 波群呈 qRs 型。

其他胸导联的波形可依此类推。

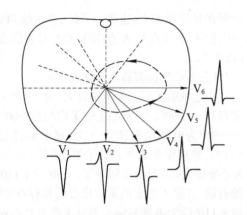

图 3-10　横面心电向量环与胸导联心电图的关系

四、心电轴及心脏转位

（一）平均心电轴及心脏转位

将心房除极、心室除极与复极过程中产生的多个瞬间综合心电向量，各自再综合成一个主轴向量，即称为平均心电轴，包括 P、QRS、T 平均电轴。其中代表心室除极的额面的 QRS 平均电轴在心电图诊断中更为重要，因此，通常所说的平均电轴就是指额面 QRS 平均电轴。

（二）平均心电轴的测定方法

1. 目测法　一般通过观察 Ⅰ 与 Ⅲ 导联 QRS 波群的主波方向，可以大致估计心电轴的偏移情况。如 Ⅰ 和 Ⅲ 导联的主波都向上，心电轴为 0°～90°，表示电轴不偏；如 Ⅰ 导联的主波向上、Ⅲ 导联的主波向下，为电轴左偏；如 Ⅰ 导联的主波向下、Ⅲ 导联的主波向上，则为电轴右偏（图 3-11）。

2. 振幅法　先测出 Ⅰ 导联 QRS 波群的振幅，R 为正，Q 与 S 为负，算出 QRS 振幅的代数和，再以同样的方法算出 Ⅲ 导联 QRS 振幅的代数和。然后将 Ⅰ 导联 QRS 振幅数值画在 Ⅰ 导联轴上，作一垂线；将 Ⅲ 导联 QRS 振幅数

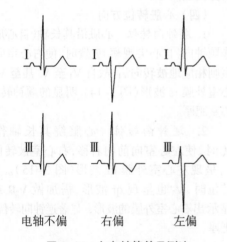

电轴不偏　　右偏　　左偏

图 3-11　心电轴简单目测法

值画在Ⅲ导联轴上,也作一垂线;两垂线相交于A点,将电偶中心O点与A点相连,OA即为所求的心电轴(图3-12)。

(三) 心电轴偏移及其临床意义

心电轴的正常变动范围较大,为-30°～+110°,一般在0°～+90°,正常心电轴平均约为+60°。自+30°～-90°为电轴左偏,0°～-30°属电轴轻度左偏(图3-13),常见于正常的横位心脏(肥胖、腹水、妊娠等)、左心室肥大和左前分支阻滞等。+90°～+110°属轻度电轴右偏,常见于正常的垂直位心脏和右心室肥大等;越过+110°的为电轴右偏,多见于严重右心室肥大和左后分支阻滞等。

(四) 心脏转位方向

1. 顺钟向转位 心脏沿其长轴(自心底部至心尖)作顺钟向(自心尖观察)放置时,使右心室向左移,左心室则相应地被转向后,故自V_1至V_4甚至V_5、V_6均示右心室外膜rs波形(图3-14),明显的顺钟转位多见于右心室肥厚。

2. 逆钟向转位 心脏绕其长轴作逆钟向旋转时,使左心室向前向右移,右心室被转向后,故V_3、V_4呈现左心室外膜qr波形(图3-15)。显著逆钟向转位时,V_2也呈现qr波形,需加做V_2R或V_4R才能显示出右心室外膜的波形,显著逆钟向转位多见左心室肥厚。

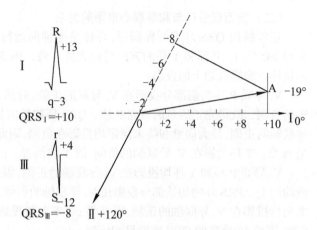

图3-12 振幅法测定心电轴的偏移程度

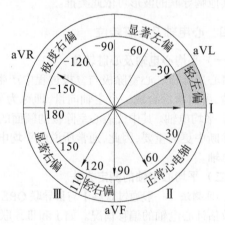

图3-13 心电轴正常范围与偏移

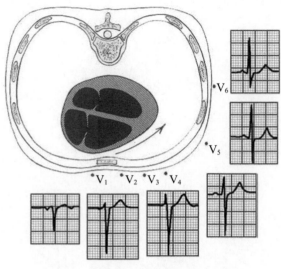

图 3-14 顺钟向转位时胸前导联示意图

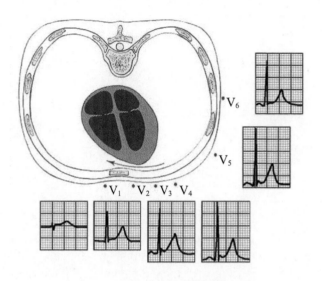

图 3-15 逆钟向转位时胸前导联示意图

第二部分

心电图分析

第四章　正常心电图波形

心电图（electrocardiogram, ECG）是由荷兰的Einthover于1903年创建的，主要是在体表描记出心脏的生物电活动。随着临床电生理学的发展，规定了一个标准的电极安放位置并形成了完整的导联体系，由此而记录的相应的心脏电活动可以反映心脏的节律、频率、传导等情况，目前已作为心血管病诊断的主要手段之一。

心脏的电活动起源于窦房结，由于窦房结电位太小，在体表心电图上不能记录。体表心电图所记录的波形代表了心房、心室的电活动情况，以及两者之间的传导关系。一组完整的心电活动波如下（图4-1）。

1. P波　代表双心房的除极波。根据窦房结活动传导的途径以及心房活动在不同导联上的投影，其形态可直立、低平、双相或倒置。确定窦性心律的P波，要求在Ⅱ导联直立，aVR导联倒置，其余导联形态可以多变。P波的时间为0.06～-0.10 s，大于0.12 s为P波延长。P波的振幅在肢体导联小于2.5 mm，胸前导联小于2.0 mm。V$_1$导联经常可出现正负双相，其负相波的振幅和时间乘积称为Ptf，反映了左心房的终末电势压，如果V$_1$导联Ptf超过了-0.04 mm/s，则提示为异常，这与左心房负荷过重有关。

2. PR间期　代表了心房除极开始至心室除极开始的一段时间。正常值为0.12～0.20 s，随着心率的变化而有所改变。老年人及心动过缓者PR间期可略有延长，但不超过0.22 s。

3. QRS波群　代表双心室的除极波。根据整个心室的除极顺序，在不同导联上投影的QRS波群变异很大，但有一定的规律。胸前导联V$_1$～V$_6$导联R波是逐渐增高的，S波是逐渐降低的，V$_1$和V$_2$导联不允许有q波，但可以呈QS型，V$_5$和V$_6$可呈qRs型。在肢体导联中Ⅲ导联变化最大，可呈多种形态，而aVR导联是以Q波或S波为主，r波甚小。除Ⅲ导联、aVR导联、V$_1$及V$_2$导联外，其他导联如出现q波，都应小于同导联R波的1/4，且时限小于0.04 s。QRS波的整个时间应在0.06～0.10 s，大于0.12 s考虑为心室内传导阻滞。R波的振幅在胸前导联V$_1$小于10 mm，V$_5$小于25 mm；V$_1$导联R/S应小于1，V$_5$导联R/S应大于1；肢体导联中的aVL导联上R波小于12 mm，aVF导联上R波小于20 mm，Ⅱ导联R波小于25 mm，Ⅰ导联R波小于15 mm。在肢体导联的QRS波群没有电轴偏移的情况下，除aVR外其他导联主波均向上。

肢体导联的每个QRS波群的绝对值不应小于5 mm，胸前导联的每个QRS波群的绝对值不应小于8 mm。

4. ST段　代表心室性期前收缩期复极的缓慢阶段。在正常情况下，ST段应与基线在同一水平位。肢体及胸前V$_5$、V$_6$导联抬高应小于1 mm，胸前V$_1$～V$_3$导联抬高应小于3 mm；如呈弓背向上型抬高，各导联即使抬高小于1 mm也应视为异常。ST段如呈水平型及下垂型压低（R与ST段夹角大于或等于90°）大于0.5 mm，亦应视为异常。

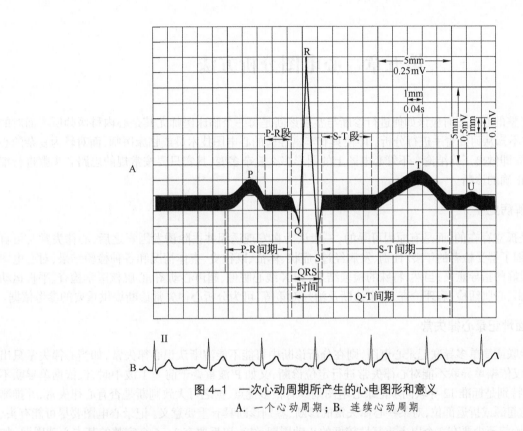

图 4-1　一次心动周期所产生的心电图形和意义

A. 一个心动周期；B. 连续心动周期

5. T 波　代表心室晚期复极的快速阶段。各导联可有多种形态,但以 R 波为主的导联 T 波应直立,与同导联的 R 波相比,不应小于 1/10,当 V_1 和 V_2 导联上 T 波直立时,V_3~V_6 导联上的 T 波不能出现低平、倒置。

QT 间期代表心室除极和复极的总时间,与心率的快慢有关。心率越快,QT 间期越短,反之则长。女性常较男性和儿童略长些。目前认为心率与 QT 间期的关系可用公式 $QT=K\sqrt{RR}$ 来表示。式中 K 为常数,即 0.39±0.04。为了排除心率对 QT 间期的影响,可用校正的 QT 间期(QT_C),即相当于心率为 60 次 / 分钟时的 QT 间期。其计算公式为:$QT_C=QT/\sqrt{RR}$ （QT 为实测的 QT 间期）。正常情况下心率为 60~100 次 / 分钟,QT 间期应为 0.32~0.44 s。

第五章 心电图分析方法

在面对一份完整的心电图时应该如何进行诊断与鉴别诊断是每一个临床医师尤其是心内科医师所要面对的问题。初学者往往不知从何处着手进行分析。即使具有丰富经验的心电图技术员或临床医师，面对较为复杂的心电图，有时也很难立即做出正确结论。不管心电图上的图形多么复杂多变，其实只要按常规的思路和步骤进行细致分析，即可得出正确的诊断。

一、全面了解病史

心律失常不是孤立存在的，而是有原因可寻的，一般认为在发现诱因并去除诱发因素之后，心律失常常可自行终止。因此，详细了解受检者的年龄、性别、发病经过、症状、体征、既往史、查体情况和各种检验结果，对心电图的正确分析有着很好的指导意义；当然，特殊的检验结果，如 X 线心脏像、超声心动图、心脏核医学检查、平板运动试验、冠状动脉造影、心肌活检、病理检查、临床诊断及治疗对策等，可为分析心律失常诊断提供重要的参考依据。

二、完整全面地记录心律失常

如果只有单导联或简单多导联记录心电图，则在分析诊断中可能不能清晰认识心律失常，如当心律失常只出现于某一导联时，仅依据单导联不能对心律失常进行定位诊断；又如 P′波重叠于前一 T 波中时，仅依据单导联不易辨认。而多导联特别是标准 12 导联同步记录心电图则具有很多优点，据之可大致判断是否有心律失常，并推测出心律失常的可能起源或折返部位，对某些心律失常的诊断、鉴别诊断具有重要意义。记录心电图要尽可能有头、有尾。心律失常开始前至少要有 3 个以上重复性较好的心动周期，结束以后要有 3～5 个完整的基本心动周期。如捕捉不到心律失常的开始与终止，最好进行 Holter 监测。

三、确定主导节律

根据 P 波与 QRS 波群的形态、时间等，可确定主导节律（基本节律）是窦性心律还是异位心律。若为异位心律，还要进一步确定是主动性的还是被动性的；如果是双重节律，要进一步确定它们各自起源于何处，有无传出阻滞、保护机制、隐匿传导、相互干扰与脱节等。

四、心电图波形分析

(一)P波(心房波)

如果心电图上显示出清楚的心房波,包括窦性P波、房性P波(P′波)、F波或f波、交界性或室性逆行P波(P′波),心律失常分析就会相对简单一些。如果看不到心房波,心电图的分析就会变得复杂多了,必要时还需要再次记录心电图。

1. 窦性P波

(1)窦性P波:正常情况下,在常规标准导联 Ⅰ、Ⅱ、aVF、V₃~V₆导联上可以记录到直立的P波,而在aVR导联则P波倒置,其他导联则视P波的电轴而定(图5-1)。当然,对右位心者则例外,此时结合病史及X线和超声检

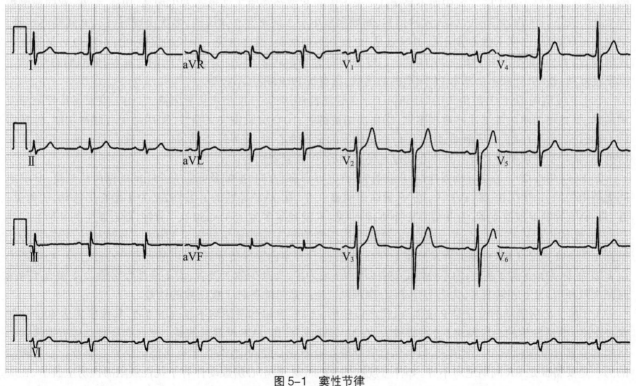

图5-1 窦性节律

Ⅰ和Ⅱ导联P波直立,aVR导联P波倒置

查结果即可明确诊断。

正常情况下，窦性 P 波≤0.10 s；P 波＞0.11 s 时为 P 波时间延长，多见于风湿性心脏病、冠心病等。Ⅱ 导联 P 波振幅可达 0.25 mV，其余导联均应＜0.20 mV。P 波振幅增大见于右心房扩大、右心房内差异传导、右心房内传导阻滞等，如无右心房扩大的病因，仅有右心房电压明显增高，则提示右心房内传导阻滞。

（2）P 波频率：正常 P 波频率范围在 60～100 次/分钟，大于 100 次/分钟，为窦性心动过速；低于 60 次/分钟，为窦性心动过缓；PP 间期大于 0.12 s，为窦性心律不齐；窦性 P 波振幅和 PP 间期逐渐发生变化者，为窦房结内游走性节律；高大 P 波起源于窦房结头部，振幅较小的 P 波起自窦房结尾部。

（3）在规则的窦性心律中突然出现一个或数个长的 PP 间期主要见于以下情况：①未下传的房性期前收缩：是产生长 PP 间期最常见的原因，机制是激动下传遇到房室结的绝对不应期而发生干扰性或阻滞性房室传导中断，房性 P 波重叠于高大的 T 波中而不易辨认。未下传的 P′波经常使 T 波形态发生增高、切迹、变宽、双向或倒置等变化。未下传的房性期前收缩所致的长 PP 间期多数小于 2 倍窦性心律周期，多次出现时，长 PP 间期亦相等。②窦房传导阻滞：二度Ⅰ型窦房阻滞，其特点是 PP 间期逐搏缩短，继之出现一个长的窦性 PP 间期，以后又重复上述现象，长 PP 间期小于两个窦性 PP 间期。二度Ⅱ型窦房传导阻滞的特征是长 PP 间期为基本 PP 间期的整倍数。③窦性停搏：长 PP 间期不是基本 PP 间期的整倍数，所有长 PP 时距互不相等。

（4）P 波消失：窦性 P 波消失的原因有：①永久性窦性停搏；②三度窦房传导阻滞，常由二度窦房传导阻滞发展而来，据此可与永久性窦性停搏相鉴别；③窦房结被抑制；④心房肌丧失兴奋性，窦房结仍有起搏功能，但被房性心动过速、心房扑动、心房颤动、伴有逆行心房传导的交界性心律、交界性心动过速或室性心动过速的快速激动所抑制，暂时不出现窦性 P 波。异位心动过速终止以后，可恢复窦性心律。

2. F 波（图 5-2） 心房扑动发作时，P 波消失，代之以形态、方向、振幅及间距完全相同的锯齿状 F 波。F-F 之间无等电位线，F 波在Ⅱ、Ⅲ、aVF、V₁ 或 V₂ 导联最明显。Ⅱ、Ⅲ、aVF 导联的 F 波倒置，为Ⅰ型心房扑动，较常见。Ⅱ、Ⅲ、aVF 导联 F 波直立者，为Ⅱ型心房扑动，较少见。F 波频率多为 250～350 次/分钟，新近发生的Ⅱ型心房扑动，F 波频率可大于 400 次/分钟，应用抗心律失常类药物治疗，F 波频率可减慢至 180 次/分钟左右。房室传导比例固定为 1:1 或 2:1 时，可酷似阵发性室上性心动过速；合并室内差异传导者，又可酷似室性心动过速。心电图上以 F 波为主，夹杂少数 f 波时，为不纯性心房扑动；以 f 波为主，夹杂少数 F 波者，为不纯性心房颤动；F 波与 f 持续时间大致相等，又互相转变者，为心房扑动-心房颤动。应注意排除各种干扰所致的伪差。

3. f 波 心房颤动的特征是 P 波消失，代之以波形、方向、振幅和时距均不相同的 f 波，其频率高达 400～600 次/分钟。新近发生的心房颤动 f 波振幅较大，在 V₁ 导联或Ⅱ、Ⅲ、aVF 导联最清楚。慢性心房颤动伴有弥漫性心房肌病变者，f 波振幅减小以至消失，只有做食管导联心电图或心腔内电图时，才有可能记录到心房波。心房颤动的另一重要特征是 RR 间期绝对不齐。如伴有规则的 RR 周期，提示心房颤动伴有干扰性或阻滞性房室脱节，在应

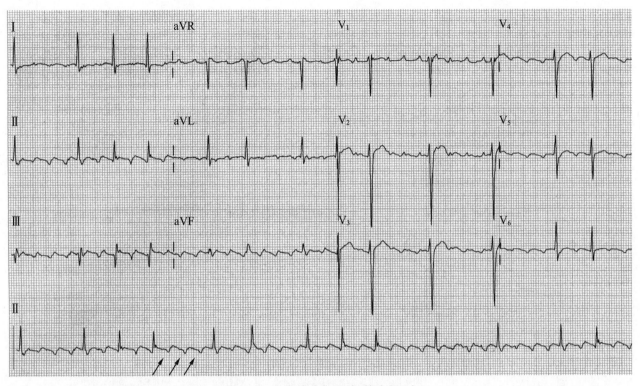

图 5-2　心房扑动波(F 波,箭头所示)

用洋地黄者,是洋地黄应用过量的表现。

　　快速型心房颤动(图 5-3)的 R 波起始于 u 波或 T 波终末处,f 波变得不清楚,此时不易与其他类型的房性快速性心律失常相鉴别。若进行 Holter 监测,则在卧床休息或夜间睡眠时,于心室率减慢以后,f 波可清楚显示。

　　心房颤动合并心室长间期的机制有:①迷走神经张力增高;②隐匿传导;③洋地黄影响;④二度房室传导阻滞(有人认为不存在此种理论)。对心房颤动合并心室长间期的定义常有不同主张,多数学者把 RR 间期>1.5 s 者称为长间期;也有学者将 RR 间期>2.0 s 者称为长间期。出现于夜间睡眠时偶发的长间期,不一定是心房颤动合并房室传导阻滞。

　　4. 逆行 P 波(P′波)　指激动起源于房室交界区,或由心室逆行至心房而产生的 P 波(简称 P′波)。交界性 P

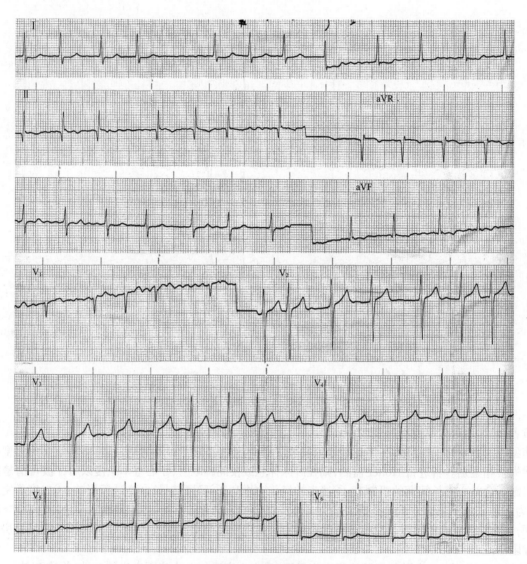

图 5-3 心房颤动

各导联上 f 波几乎不见或不明显

波在Ⅱ、Ⅲ、aVF 导联上 P'波呈倒置,在 aVR 导联则视 P'波形态、P'波电轴而定。

交界性激动在心房内的出口不同时,可以产生不同形态的 P'波和不同的 RP'或 P'R 间期,提示存在着逆向性房室结内多径路。极少数患者逆行 P 波在Ⅱ、Ⅲ、aVF 导联直立,aVR 导联 P'波倒置。

(二) QRS 波群(心室波)

激动起自希氏束分叉以下的室间隔时,QRS 波群形态与窦性 QRS 波群类似;起自右心室者,类似左束支传导阻滞的 QRS 波形;起自右束支者,呈左束支传导阻滞的波形;起自左束支主干者,呈右束支传导支阻滞的波形;起自左前分支者,呈右束支传导阻滞加左后分支传导阻滞波形;起自左后分支者,呈右束支传导阻滞加左前分支传导阻滞波形;起自左心室肌者,类似于右束支传导阻滞波形。

1. **延迟出现的 QRS 波群** 延迟出现的 QRS 波群为逸搏,也可能是异位心律伴传导阻滞。根据 QRS 波群与 P 波的时间关系,可判别逸搏的起源部位。测量逸搏周期的长度,可确定是过缓的逸搏还是加速的逸搏。

2. **过早的 QRS 波群** 若过早出现的 QRS 波群之前有相关的心房波,可以是以下几种心律失常:①窦性期前收缩;②窦房交界性期前收缩;③房性期前收缩;④交界性期前收缩;⑤窦性夺获心搏;⑥反复搏动。若过早的 QRS 波群之前无心房波,可以是以下几种心律失常:①交界性期前收缩;②成对交界性期前收缩;③完全性反复搏动;④房室结双径路传导现象;⑤并行心律;⑥室性期前收缩等。

3. **窄 QRS 波群心动过速** 心电图基本特征:①QRS 时间≤0.10 s;②心室率>100 次/分钟;③RR间期规则或基本规则。窄 QRS 波群心动过速的类型:①自律性窦性心动过速;②窦房结内折返性心动过速;③窦房折返性心动过速;④自律性房性心动过速;⑤心房内折返性心动过速;⑥自律性交界性心动过速;⑦房室结内折返性心动过速;⑧房室传导性心动过速;⑨1:1下传的心房扑动;⑩房室反复性心动过速;⑪室性心动过速(近希浦纤维部位起源)等。

4. **宽 QRS 波群心动过速**:心电图特征:①QRS时间≥0.12 s。②心室率>100 次/分钟。③RR 间期匀齐或明显不齐。宽 QRS 波群心动过速的类型:①窦性、房性、交界性心动过速伴束支传导阻滞;②窦性、房性、交界性心动过速伴束支蝉联现象;③室上性心动过速伴预激综合征;④逆传型房室反复性心动过速;⑤心房扑动、心房颤动伴预激综合征;⑥起自希氏束分叉处以下的室性心动过速。

心室扑动与心室纤颤见于严重的器质性心脏损害患者。心室扑动或心室纤颤发生时一般不会自行终止,必须尽快电击除颤、人工呼吸。

(三) T 波

T 波反映心室复极后期的电位变化。正常时间为 0.1~0.25 s,电压为 0.1~0.8 mV。

1. **正常 T 波** ①在 aVR 导联应倒置;②在Ⅰ、Ⅱ、V_4~V_6 导联必须正向并大于 1/10R;③aVF、V_3 导联以 R 波为主时 T 波也应正向;④在Ⅲ、aVL、V_1、V_2 导联可正向、低平、双向或倒置;⑤若右侧胸导联正向,则其左侧导联不能低平、双向及倒置。另外,T波升支缓慢,降支陡峭。

近年研究表明正常T波的形态取决于心肌动作电位3相复极的不同步性。当终末动作电位结束在最初动作电位之前,T波直立。若同时结束,则T波在基线上。若结束在最初动作电位之后,T波将倒置。

T波是心室复极顺序发生细微变化的敏感指标。

需要注意的是,健康人也可出现ST-T改变。正常人中有ST段异常的占10%～30%,有T波改变者占15%～20%,尤以女性更为多见。因此,评价ST-T改变时,需要结合患者的临床情况并考虑多种影响因素,才能做出正确的诊断。

一般认为在正常人的Ⅰ、Ⅱ标准导联中的T波几乎都是直立的,而Ⅲ导联T波则可能是直立、平坦、双向,甚至倒置。在单极肢体导联中,aVR导联无例外是倒置的。但在aVL及aVF中T波是否直立,却因QRS波群的方向而导。一般说来,如果发生倒置,则其倒置深度不应超过0.25 mV。

正常成年人的V_1甚至V_3导联中T波也可能是倒置的,其深度一般不应超过0.25 mV。在幼儿中则甚至V_4导联T波也可能是倒置的,但是在成年人中一般V_3及其左侧的导联不应有倒置的T波。更重要的一点是,如在V_3中发现倒置的T波,它右侧的导联(V_1、V_2导联)中不应有直立的T波。

直立的T波,其正常形态是圆滑且有个顶端,但此顶端却不显得高耸,而是很自然的。T波一般不十分对称,升支始自ST段末,自等电位线斜长地升至顶端,然后较升支略为陡斜地下滑至等电位线。

T波的高度因导联不同而异。一般来说,它在肢体导联中很少超过0.5 mV,在胸导联中也很少超过1.0 mV。异常高尖的T波往往出现在心肌梗死的最早期或高血钾症的情况下。

2. T波改变 ①T波的变化代表快速心室复极的电位变化;②T波轻微增高无意义,T波显著增高见于心肌梗死早期、高钾血症;③T波低平或倒置,见于心肌劳损、心肌缺血、低钾血症;④明显的T波倒置可见于心肌梗死急性期、冠状动脉供血不足、左心室肥大;⑤T波改变不一定说明心肌缺血,T波改变可以有多种原因,如睡眠不好、压力大等非心源性因素,年轻女性出现T波改变以非心脏因素为多。

心电图上T波异常并不都是心脏病的表现,也可能是生理性的变异。生理性T波倒置的特点是:①T波为不对称的箭头样改变;②无QT间期延长;③ST段停留在基线上的时间不长;④T波倒置的深度<0.2 mV。生理性T波倒置见于以下因素:①通气过度;②交感神经张力增加;③心动过速对心肌的影响。

第六章　常见心律失常分析

第一节　窦性心律失常

一、窦性心律的判断

在成年人群中,于静息状态下,窦房结每分钟发放 60~100 次激动,形成整齐的心脏节律,称为正常窦性心律,简称窦性心律。

窦性心律的诊断标准是:①窦性 P 波:即 Ⅰ、Ⅱ、aVF、V_3~V_6 导联 P 波直立,aVR 导联 P 波倒置,V_1 导联 P 波可直立、双向或倒置(图 6-1);②P 波频率:PP 间期常伴有轻度不规则,但差值<0.12 s。

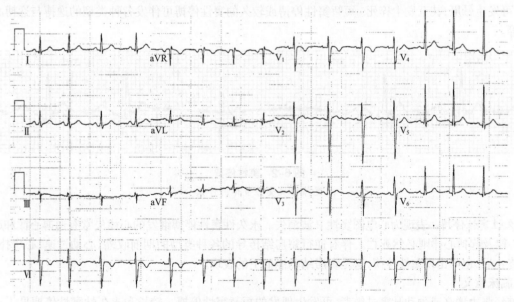

图 6-1　大致正常心电图

可见Ⅱ导联 P 波正立,aVR 导联 P 波倒置

需要注意的是，在测定心率时应测量若干个 PP 间期，然后取其平均值，以 s 或 ms 表示，求出每分钟心搏数（次 / 分钟）。现代化的 12 导联同步心电图机可快速准确地计算出心率。规定的正常窦性频率范围是指安静状态下的心率。Holter 监测结果显示，情绪激动、饮酒、发热、运动，特别是剧烈活动时，窦性频率可高达 180 次 / 分钟。白天心率较快，一般在 100 次 / 分钟左右；夜间休息或睡眠状态下心率可低达 50 次 / 分钟，最慢可在 40 次 / 分钟左右。生理情况下心率变化范围很大。

健康人群总是窦性心律，PP 间期常略有不齐，绝对整齐的窦性 PP 间期是少见的。但许多心脏病患者也常是窦性心律，不可根据窦性心律这一项而排除心脏疾病。

二、窦性停搏

窦房结于解除频率抑制的情况下，在一定时间内仍不能发放激动，称为窦性停搏。

（一）诊断标准

1. 短暂窦性停搏（图 6-2） 窦性停搏在心电图上表现为一过性 P 波消失，窦性停搏引起的长 PP 间期不是窦性 PP 间期的整倍数，且这些长 PP 间期互不相等。短暂窦性停搏仅有头晕、目眩等症状；较久的窦性停搏不伴有逸搏心律者，可发生晕厥，甚至发生猝死。短暂窦性停搏或较久的窦性停搏可伴发各种类型的逸搏与逸搏心律、心脏起搏心律等。

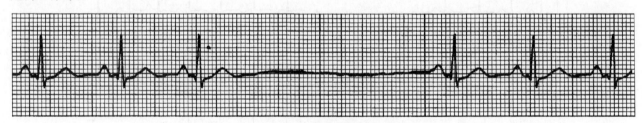

图 6-2 窦性停搏
突然出现窦性节律的停顿

2. 永久性窦性停搏 表现为心电图窦性 P 波消失。永久性窦性停搏继发的心律失常有逸搏心律和起搏心律。若无逸搏心律及起搏心律则必然死亡。伴有逆行窦房结传导的各种类型的期前收缩、心动过速、心房扑动或心房颤动突然终止后，也可出现窦性停搏，这是窦房结功能低下的表现。

（二）临床意义

迷走神经张力增高或颈动脉窦过敏者，可发生偶发的短暂窦性停搏。较长和永久性窦性停搏见于冠心病，特别是急性心肌梗死、急性心肌炎、心肌病、病窦综合征、各种疾病晚期等。

三、病态窦房结综合征

严重窦性停搏伴低位起搏点自律性降低或者窦房结及其周围组织器质性病变，导致窦房结起搏传导功能障碍或衰竭而产生心律失常，并出现脑、心、肾等重要器官供血不足的临床表现(包括阿-斯综合征)等，称为病态窦房结综合征(SSS)。病程一般数月至数年，最长可达 40 余年。

SSS 的病因有冠心病、心肌病、心肌炎、风湿性心脏病、克山病等，病变性质包括缺血、炎症、退行性变、纤维化、窦房结动脉病变等，病变范围包括窦房结、心房或房室交界区。窦房结及房室交界区都有病变者，称为双结病变。

(一)心电图特征

1. 显著而持久的窦性心动过缓　其频率多<40次/分钟(图 6-3)。显著的窦性心动过缓常伴有明显的心律不齐。如有逸搏发生，常出现于显著窦性心动过缓中最长的 PP 间期内。逸搏心律与窦性心动过缓并存，可形成干扰性房室脱节。

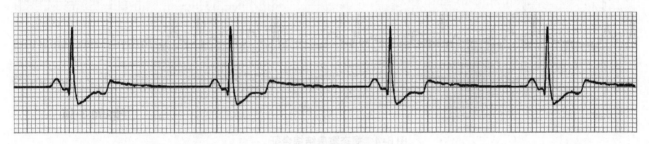

图 6-3　窦性心动过缓

窦性 P 波频率在 40 次/分钟左右

2. 窦房传导阻滞

(1) 二度 I 型窦房传导阻滞：窦房传导时间逐渐延长，直至一次窦性激动完全受阻于窦房交界区而脱漏一次 P 波。心电图特点：①PP 间期逐渐缩短，直至一次 P 波漏搏；②漏搏造成的长 PP 间期小于两个短 PP 间期之和；③漏搏后的第 1 个 PP 间期长于脱落前的 PP 间期。

(2) 二度 II 型窦房传导阻滞：部分窦性激动受阻滞于窦房交界区不能下传心房，长 PP 间期是基本窦性 PP 间期的倍数。

3. 窦性停搏引起的长 PP 间期不是窦性 PP 间期的倍数　窦性停搏后常出现房性、交界性或室性逸搏。如果长时间窦性停搏不出现逸搏，可发生晕厥甚至死亡。

4. 过缓的逸搏心律　在窦性停搏基础上出现过缓的房性或交界性逸搏心律，心室率＜40 次 / 分钟。

5. 慢－快综合征　房性快速心律失常与窦性心动过缓先后出现，相互转变。房性快速心律失常包括房性心动过速、心房扑动或心房颤动。快速心律失常终止以后即恢复窦性心动过缓（图 6-4）。

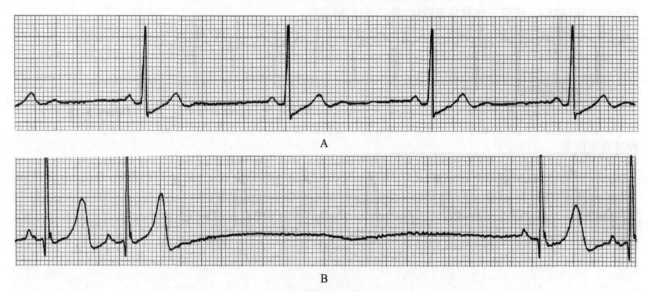

图 6-4　病态窦房结综合征

A. 窦性频率在 45 次/分钟左右，表现为窦性心动过缓；B. 窦性停搏

（二）诊断

1. 心电图记录　在症状发作时记录到窦房结功能异常为 SSS 最具特异性的诊断依据。

2. 运动心电图　通过运动试验心电图可以了解窦性心动过缓是否因迷走神经张力过高所致。SSS 患者运动试验可出现窦性停搏、窦房传导阻滞。

3. 评价窦房结自律性

（1）神经反射试验：包括颈动脉窦过敏试验、倾斜试验等，用于区别晕厥的类型。

（2）药物激发试验：①阿托品试验：若用药后窦性频率＜90 次 / 分钟，为 SSS。②测定窦房结固有频率（IHR）。

4. 有创性电生理检查　通过腔内电生理检查进行窦房结恢复时间测定（SNRT，CSNRT）、窦房传导时间测定（SACT）、窦房结不应期测定。

（三）临床意义

SSS 多有病因可寻。急性心肌梗死累及窦房结动脉供血引起的窦性心律失常，窦房结动脉供血恢复以后 SSS 可消失；某些药物过量引起的 SSS，停药或合理用药以后窦房结功能也可恢复正常。对单纯窦性停搏或窦房阻滞，可植入心房按需起搏器（AAI）。对心功能正常的 SSS 患者植入心室按需型起搏器（VVI），也能获得双腔起搏（DDD）的作用。对慢性心房颤动患者，可以植入心室起搏器（VVI）。

四、窦性心动过缓

窦房结自律性降低引起的心动过缓，称为窦性心动过缓（图 6-5）。各年龄组均可发生，多见于中老年人，青年人群中以运动员居多。轻度窦性心动过缓多是生理现象，持久的频率极慢的窦性心动过缓则提示 SSS。

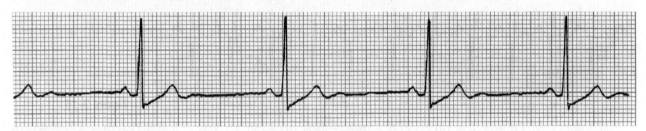

图 6-5　窦性心动过缓

窦性 P 波频率在 46 次/分钟左右

窦性心动过缓的诊断标准如下。

1. 窦性 P 波　心电图上表现为 Ⅰ、Ⅱ、aVF、V_3～V_6 导联上 P 波直立，aVR 导联 P 波倒置。

2. PP 间期　窦性心动过缓常伴有不同程度的窦性心律不齐。

3. P 波频率　小于 60 次/分钟，多为 40～59 次/分钟，小于 50 次/分钟者为显著窦性心动过缓。

五、窦性逸搏

窦房结在解除异位激动的抑制以后，自动发放一次或两次激动，形成窦性逸搏，以后窦房结又被异位起搏点发放的激动所除极。其诊断标准为：窦性逸搏周期为 0.60～1.10 s，窦性逸搏的 P 波特征符合正常心律的 P 波诊断标准。连续 3 次或 3 次以上的窦性逸搏称为窦性心律，又称为正常窦性心律。

六、窦性心动过速

窦性心动过速指窦房结自律性增高引起的心动过速,亦称自律性窦性心动过速。窦房结起搏细胞自动除极化速度加快、除极坡度增大,是产生窦性心动过速的电生理机制。交感神经兴奋性增高可引起窦性心动过速。

（一）诊断标准

1. 窦性P波　心电图上表现为Ⅰ、Ⅱ、aVF、$V_3 \sim V_6$导联P波直立,aVR导联P波倒置,心动过速的P波形态和正常窦性心律时的P波一致。

2. P波频率　P波频率超过正常窦性心律的上限频率,一般认为1岁大于150次/分钟;1～3岁大于130次/分钟;3～5岁大于120次/分钟;5～8岁大于110次/分钟;8岁以上大于100次/分钟(图6-6)。

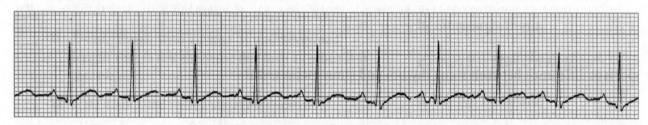

图6-6　窦性P波频率大于100次/分钟

成人窦性心动过速的频率为101～190次/分钟,一般为101～150次/分钟。儿童窦性心动过速的频率可达200次/分钟。

窦性心动过速的频率变化有着特殊的规律性:心动过速时频率逐渐加快,引起窦性心动过速的原因去除以后,又逐渐恢复到原有的频率;不论窦性心动过速的频率发生如何变化,窦性P波的形态始终不变。

3. 窦性心动过速的PP间期相对整齐　在心动过速开始与终止之间PP间期的长短变化差别甚小;运动试验时,窦性心动过速伴不齐的现象少见。Holte监测可以完整地记录下窦性心动过速的全过程,是诊断窦性心动过速最好的方法。

4. PR间期正常或轻度延长。

（二）鉴别诊断

1. 房性心动过速　二者的鉴别要点:窦性心动过速时P波形态与窦性P波相同,多为101～160次/分钟,规则,发作时起止逐渐变化(增加和停止是逐渐的)。房性心动过速表现为起止突然,P波与窦性P波不同,心房率多为150～250次/分钟,心房节律基本规则。

2. 心房扑动　房室传导比例为 2:1 的心房扑动酷似窦性心动过速。房室传导比例增大时 F 波可清楚地显示出来,在床上做仰卧活动可通过改变房室传导比例而显示出 F 波。

3. 交界性心动过速　窦性心动过速的 P 波重叠于 T 波上,易被误诊为交界性心动过速。活动、刺激迷走神经、短时间多次复查心电图、Holter 监测,有助于两者的鉴别诊断。如为窦性心动过速,T 波与 P 波总有分离的时候;若为交界性心动过速,PR 间期<0.20 s。

（三）临床意义

运动、情绪激动、疼痛、吸烟、饮酒、应用阿托品及肾上腺素等药物治疗引起的窦性心动过速无重要意义。持续的窦性心动过速见于甲状腺功能亢进、心包炎、肺心病、心肌病等,应针对病因进行治疗。需要注意的是,急性大面积心肌梗死患者发生窦性心动过速时病死率高。

七、窦房结折返性心动过速和窦房折返性心动过速

窦房结折返性心动过速包括窦房结内折返性心动过速和窦房折返性心动过速。在窦房结内折返引起的心动过速,称为窦房结折返性心动过速。窦房折返性心动过速是指激动从一条径路进入窦房结,再从另一条径路传至心房肌,即完成一次折返。持续发生折返,即形成窦房折返性心动过速。

（一）诊断标准

1. 窦房结内折返性心动过速　①心动过速的 P 波形态与窦性心律的 P 波相同。②心房率 101～160 次/分钟。③心动过速与基本窦性心律之间有明显的频率界线。④PP 间期整齐或基本整齐。⑤心动过速终止时的代偿间期等于一个基本窦性周期。

2. 窦房折返性心动过速　①心动过速的 P 波与窦性 P 波略有不同。②心率 100～160 次/分钟。③刺激迷走神经可使心动过速终止。④心动过速可由房性期前收缩诱发,又可被房性期前收缩终止。⑤终止以后的代偿间期略大于一个基本窦律周期。

（二）临床意义

窦房结内折返性心动过速和窦房折返性心动过速均属于罕见的心律失常。

八、窦性心律不齐

窦性 PP 间期差别>0.12 s 时称为窦性心律不齐。随呼吸运动周期发生的窦性心律不齐,称为呼吸性窦性心律不齐。交感神经对窦房结的调节作用缓慢,大约在 20 s 以后才能表现出来;迷走神经对窦房结的调节作用迅速,可在下一次心搏上显示出来。吸气时,迷走神经张力下降,交感神经活动相对占据优势,窦性 PP 间期变短,心率增加;呼气时,迷走神经张力增加,降低了窦房结的自律性,PP 间期变长,心率减慢。停止呼吸时,心律暂时变为规则。

（一）诊断标准

1. 窦性 P 波　全部 P 波均为窦性。

2. PP 间期变化特点　深吸气时 PP 间期逐渐缩短，深呼气时 PP 间期突然变长，心率快慢变化周期与呼吸运动周期相符合。暂时停止呼吸记录心电图，PP 间期变为规则，或者窦性心律不齐的程度减轻。

3. PP 间期差别　相邻近的 PP 间期差别＞0.12 s。

4. 窦性 P 波频率　①窦性心律不齐 PP 间期差别＞0.12 s，平均心率为 60～110 次／分钟，常见于青年及成年人。②窦性心动过速伴不齐少见，可发生于婴幼儿。③窦性心动过缓伴不齐时相邻近的 PP 间期差别＞0.12 s，平均心率＜60 次／分钟，多见于运动员及老年人（图 6-7）。

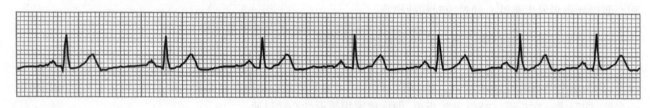

图 6-7　窦性心律不齐

相邻 P 波 PP 间期不等

（二）鉴别诊断

1. 窦性期前收缩　窦性期前收缩是突然提早发生的，代偿间期等于一个窦律周期；而窦性心律不齐的 P 波频率因吸气而加快，又随呼气而减慢，屏气时心律不齐的现象消失。

2. 二度 I 型窦房传导阻滞　窦房传导时间逐渐延长，直到脱落一个 P 波，此时的间期又短于两个基本 PP 间期之和；暂停呼吸并不能使二度 I 型窦房阻滞消失。通过文氏周期公式，可计算出窦房传导比例及其基本窦性节律周期。

（三）临床意义

1. 呼吸性窦性心律不齐　呼吸性窦性心律不齐是健康的重要标志之一。若窦性心律突然变为绝对整齐，反而是异常，提示心脏的自主神经受到了损害。频率低于 35 次／分钟的显著窦性心动过缓伴不齐，属于异常现象，表明窦房结起搏功能低下而且不稳定，是病态窦房结综合征的主要表现形式之一。窦性心动过速伴不齐的临床意义取决于引起窦性心动过速的原因。

2. 非呼吸性心律不齐　非呼吸性心律不齐者窦性心律不齐的发生与呼吸无关，临床上少见。其心电图特点为：①窦性 PP 间期差别＞0.12 s；②PP 间期变化与呼吸无关；③暂停呼吸时，窦性心律不齐的现象仍然存在。非呼吸性窦性心律不齐的发生与窦房结内起搏点不断游走及其自律性强度高低不等有关,多见于器质性心脏病。

3. 病理性呼吸性窦性心律不齐 见于潮式呼吸,预后严重。患者呼吸频率变慢时,PP 间期异常延长,心率显著减慢;呼吸频率加快以后 PP 间期显著缩短,心率加快;PP 间期变化非常显著。

4. 神经性窦性心律不齐 神经性窦性心律不齐发生于刺激迷走神经过程中,如压迫眼球或按压颈动脉窦可使心率突然减慢而出现窦性心律不齐。

5. 异位激动诱发的心律不齐 是指窦房结被异位激动重整以后发生的窦性心律不齐,如房性期前收缩、房性心动过速、心房扑动、心房颤动等终止以后恢复的窦性心律,有 PP 间期逐渐缩短现象,直至恢复到原有的速率。

第二节 房性心律失常

一、房性期前收缩

起源于心房的期前收缩动称为房性期前收缩,临床上最多见。

(一)发生机制

房性期前收缩的发生机制包括:①房性起搏点自律性增高;②心房内激动折返;③触发活动。

(二)心电图特征

1. 房性 P 波 提前的 P′波与窦性 P 波不同,发生较早的 P′波埋在 T 波内,不易辨认,需仔细观察 T 波变化。①单形性房性期前收缩:P′波联律间期固定(相差≤0.08 s),形态相同;②多源性房性期前收缩:P′波联律间期不固定(相差>0.08 s),形态各异;③房性期前收缩伴时相性房内差异传导:P′波振幅增高或时限延长。

2. P′R 间期 一般在正常范围内(120~200 ms)。大于 200 ms 见于交界区的相对干扰或一度房室传导阻滞;如小于 120 ms 则可能为合并预激综合征。

3. 房性 QRS 波群形态 ①与窦性 QRS 波群相同;②伴时相性室内差异传导时,P′波发生较早,心室正处于相对不应期,QRS 波群宽大畸形,多呈右束支传导阻滞图形,偶见左束支传导阻滞图形;③阻滞型房性期前收缩未下传:P′波发生更早,心室正处于绝对不期,激动受阻,P′波后无 QRS 波群(图 6-8)。

4. 代偿间期 ①多数为不完全代偿间期,房性期前收缩逆行传至窦房结,引起窦性节律重整,为最常见的窦房结内干扰。②少数呈完全性代偿,房性期前收缩未逆传至窦房结,在窦房交界区发生了绝对干扰,双方互不干扰对方的节律。③无代偿间期见于插入性房性期前收缩。

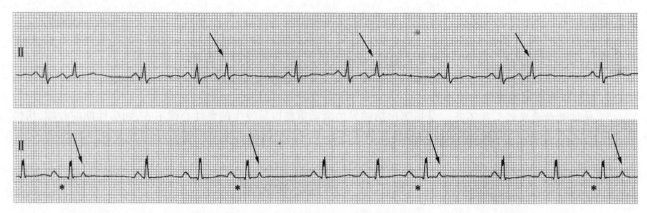

图 6-8　上图为房性期前收缩呈三联律，下图为提早出现的 P 波伴有未下传的 QRS 波群（箭头所示）

（三）临床意义

正常人可见单形性房性期前收缩，如出现频发、成对或多源性房性期前收缩，多为病理性的，常是心房颤动或心房扑动的先兆。

二、房性心动过速

连续 3 次或 3 次以上的房性期前收缩称为房性心动过速，分为阵发性、持续性、并行性及多源性房性心动过速。

（一）发生机制

房性心动过速发生机制包括：①心房异位起搏点自律性增高；②心房内激动折返；③触发活动。

（二）心电图特征

1. 阵发性房性心动过速（图 6-9）　①房性期前收缩连续 3 次或 3 次以上。②P'波频率 160～250 次 / 分钟，P'与 P'之间有等电位线，房室传导比例为 1∶1、2∶1、3∶1、3∶2、4∶3 等。③突发突止，可以是短阵发作，也可持续数分钟、数小时到数日。④可分为：房内折返性心动过速，频率规则；自律性房性心动过速，发作初始有频率逐渐加快的"温醒现象"。

2. 持续性房性心动过速（图 6-10）　①房性心动过速可持续数月至数年；②频率 150～180 次 / 分钟；③常伴有一度及二度Ⅰ型房室传导阻滞。

3. 多源性房性心动过速　①出现 3 种或 3 种以上形态的房性 P 波；②P'P'间期、P'R 间期、RR 间期均不相等；

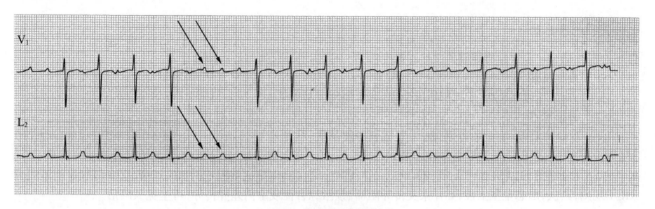

图 6-9　房性心动过速

箭头所指为快速的房性 P 波

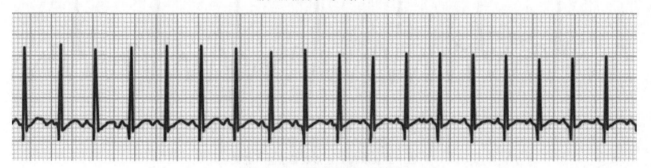

图 6-10　持续性房性心动过速

图中显示快速的房性节律

③P′波频率 100～250 次 / 分钟，一般大于 150 次 / 分钟，P′ 与 P′ 之间有等电位线；④房室传导比例多为 1∶1，也可出现不同程度的房室传导阻滞。

（三）临床意义

　　健康人可有偶发的短阵房性心动过速。频发、多源房性心动过速见于器质性心脏病，90% 以上为慢性肺气肿和肺源性心脏病。

三、心房扑动

心房扑动是一种快速而规则的房性心律失常，介于房性心动过速与心房颤动之间。

（一）发生机制

心房扑动发生机制包括：①环形折返学说；②单源快速激动学说。

（二）诊断标准

1. Ⅰ型心房扑动（典型心房扑动）　①窦性 P 波消失，代之以锯齿状的 F 波（图 6-11）；②F 波频率 250～350 次 / 分钟，F 与 F 之间无等电位线；③F 波在 Ⅱ、Ⅲ、aVF 导联最清楚，且呈负向；④房室传导比例可以是 1∶1、2∶1、3∶1、4∶1 或 3∶2、4∶3、5∶4 不等；⑤QRS 波群：首先，当房室传导比例固定时 RR 规则，房室传导比例不同时 RR 不规则；其次，形态呈室上性，如伴束支传导阻滞、预激综合征或室内差异传导，可呈宽大畸形。

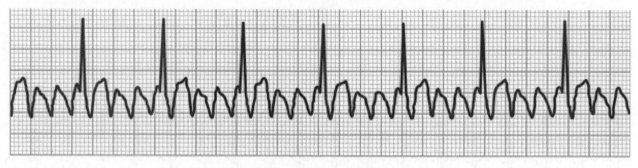

图 6-11　Ⅰ型心房扑动
图中 F 波取代 P 波形成锯齿样房扑波

2. Ⅱ型心房扑动（不典型心房扑动）　①F 波频率 350～450 次 / 分钟，F 与 F 之间有等电位线；②Ⅱ、Ⅲ、aVF 导联 F 波正向。

（三）临床意义

冠心病、风湿性心脏病、高血压病等是引起心房扑动的主要病因。Ⅰ型心房扑动用射频消融术治疗成功率高，Ⅱ型则成功率低。

四、心房颤动

心房颤动是一种极速而不规则的房性快速心律失常，临床上较心房扑动多见。

（一）发生机制

1. 环行折返学说（单纯性折返学说）　心房内有一个大折返环，沿途发出不规则的子波。

2. 多发性折返学说　心房内的多个微折返环路，发出快速不规则的子波（图6-12）。

3. 单源快速激动学说　心房内某一起搏点自律性异常增高，发放激动频率达350～600次/分钟。

4. 多源快速激动学说　心房内有多个起搏点快速发放激动，形成形态各异的f波（图6-13）。

（二）诊断标准

（1）窦性P波消失，代之以大小形态各不相同的f波（图6-14）。

（2）f波频率350～600次/分钟，f波之间无等电位线。

（3）f波下传的RR周期绝对不规则。

（4）QRS波群形态正常，也可宽大畸形，见于伴有束支传导阻滞、时相性心室内差异传导、蝉联现象及预激综合征等。

（三）心电图分型

1. 根据心室率分型

（1）缓慢型心房颤动：f波下传的心室率<60次/分钟，常合并不同程度的房室传导阻滞。

（2）普通型心房颤动：f波下传的心室率为60～100次/分钟之间，临床上多见于病程较长、在用洋地黄治疗

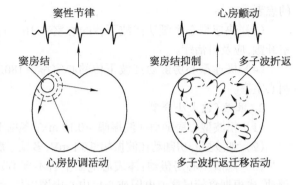

图6-12　心房颤动发生机制：多发性折返学说

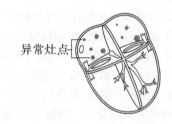

图6-13　心房内有多个灶点兴奋导致心房颤动

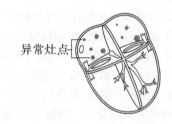

图6-14　f波取代P波形成不规则心房颤动波

的患者。

（3）快速型心房颤动：f波下传的心室率100～180次/分钟，常见于预激综合征合并心房颤动，较易引起心室纤颤，应及时治疗。

（4）极速型心房颤动：f波下传的心室率＞180次/分钟，见于短PR间期伴发的突发的心房颤动，需药物控制心室率。

2. 根据f波大小分型

（1）粗波型心房颤动：f波振幅＞0.10 mV，多见于新近发生的心房颤动，心房肌病变程度轻，复律效果好。

（2）细波型心房颤动：f波振幅≤0.1 mV，多见于病程较长的慢性心房颤动，心房肌病变程度较重，复律效果差。

（3）隐匿型心房颤动：体表心电图上看不到f波，只能根据病史和心电图上RR间隔绝对不规则来诊断心房颤动，或根据食管导联心电图或心房内心电图以提示f波的存在。见于心房肌存在严重弥漫性病变、心房电位极其微弱的情况。

3. 根据心房颤动发作持续时间分型

（1）阵发性心房颤动：发作持续时间短者仅数秒，长者可达数分钟、数小时至数天，其特点是反复发作，多数能自动转复，发作间期长短不一，见于器质性心脏病，偶见于正常健康人。

（2）持续性心房颤动：发作持续数天后不能自动转为窦性心律，经治疗后部分患者可转为窦性心律。

（3）永久性心房颤动：发作后经过药物和电复律均不能转复的心房颤动，心房颤动将长久存在。

4. 最新心房颤动分类　根据2010欧洲心脏病学会（ESC）和2011美国心脏学会（AHA）/美国心血管病学会（ACC）的心房颤动指南的分类，可以将心房颤动分为：①首次诊断的心房颤动；②阵发性心房颤动；③持续性心房颤动；④长期持续性心房颤动；⑤永久性心房颤动。在分类中还特别提到有关"孤立性心房颤动的定义"，即为"预后好（栓塞及死亡率）的年龄小于60岁，且没有临床和超声提示心脏疾病的心房颤动"。

（四）合并其他的心律失常

1. 心房颤动合并室内差异传导及蝉联现象

（1）室内差异传导：①发生于心室率快时；②Ashman现象，心房颤动时RR间期长短不一，常可发生室内差异传导，长周期后心室的不应期延长，很容易进入束支的不应期而产生室内差异传导；③多呈右束支传导阻滞型。

（2）蝉联现象：①连续3次或3次以上的室内差异传导，是一种常见的电生理现象；②发生于快速型心房颤动时，心室率减慢以后此现象自行消失。

2. 心房颤动合并室性期前收缩

（1）合并单源性室性期前收缩：①同一导联室性期前收缩波形相同，联律间期固定；②频发室性期前收缩二联律,可见于洋地黄过量。

（2）合并多形性室性期前收缩：①室性期前收缩的形态不同；②联律间期固定。

（3）合并多源性室性期前收缩：①室性期前收缩形态3种以上；②联律间期不固定。

3. 心房颤动合并室性心动过速 ①室性期前收缩连续3次或3次以上；②心室率为100～200次/分钟；③室性心动过速的QRS波群与单个室性期前收缩形态相同。

4. 心房颤动合并三度房室传导阻滞 ①心室律规则缓慢,频率在60次/分钟以下；②控制心室的节律为交界性逸搏心律或室性逸搏心律。

5. 心房颤动合并预激综合征 ①心室率极速而不规整,频率≥180次/分钟；②QRS波群宽大畸形,酷似室性心动过速；③可诱发心室纤颤。

（五）临床意义

心房颤动见于各种类型的心脏病,如风湿性心脏病二尖瓣病变、高血压病、心肌病、冠心病、甲状腺功能亢进等。病因不明且无器质性心脏病基础的称为特发性心房颤动。快速型、极速型心房颤动应及时控制心室率,纠正心力衰竭,用药物或电击复律；而缓慢型心房颤动伴二度以上房室传导阻滞、心室率<40次/分钟者,应植入起搏器。

第三节 交界性心律失常

一、交界性逸搏心律

在心室长间期内如期出现的交界性搏动称交界性逸搏；连续出现3次或3次以上的交界性逸搏,称交界性逸搏心律。

（一）发生机制

窦房结或心房不能按时发放激动,或窦性停搏、窦房传导阻滞、房室传导阻滞时,交界区起搏点以自身的频率被动地发放激动。

（二）诊断标准

1. 交界性逸搏 ①心室长间期内如期出现的交界性P-QRS-T波群（P波可在QRS波群的前方、融合在其中及或在其后）；②交界性QRS波群与窦性QRS波群相同,偶伴非时相性室内差异性传导而呈畸形；③逸搏周期为1.0～1.5 s；④心房扑动、心房颤动时,有3个以上相等的长RR周期（1.0～1.5 s）。

2. **交界性逸搏心律** ①连续出现3次或3次以上的交界性逸搏;②频率40~60次/分钟;③与窦性心律并存,窦性激动仍控制心房,交界性激动控制心室,形成房室分离(图6-15)。

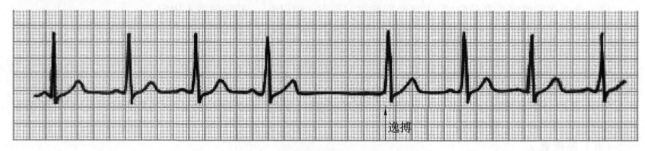

图6-15 交界性逸搏心律(箭头所示)

(三)鉴别诊断

1. **交界性心律与房性心律的鉴别** 前者PR间期<120 ms,后者PR间期≥120 ms。

2. **交界性逸搏伴非时相性室内差异传导与室性逸搏的鉴别** 前者QRS时间≤0.10 s,后者QRS时间≥0.11 s。

(四)临床意义

交界性逸搏及其逸搏心律是心脏的生理性保护机制,其临床意义取决于病因,即原发性心律失常。

二、加速的交界性逸搏及加速的交界性逸搏心律

加速的交界性逸搏是一种主动性交界性心律失常。连续出现3次或3次以上加速的交界性逸搏,称加速的交界性逸搏心律,即非阵发性交界性心动过速。

(一)发生机制

交界区起搏点自律性轻度增高,超过了窦房结或心房的自律性强度,暂时或持续地控制心脏的活动。

(二)诊断标准

1. **加速的交界性逸搏(图6-16)** ①略提早出现的交界性P-QRS-T波群(P波可在QRS波群的前方、融合在其中及其后);②联律间期0.60~1.0 s;③多伴有完全代偿间期,偶有不完全代偿间期。

2. **加速的交界性逸搏心律** ①连续出现3次或3次以上加速的交界性逸搏,节律多匀齐;②频率60~100次/分钟;③与窦性心律竞争时,可形成干扰性房室脱节。

(三)临床意义

偶发加速的交界性逸搏心律见于正常人,频发加速的交界性逸搏及加速的交界性逸搏心律常见于洋地黄中

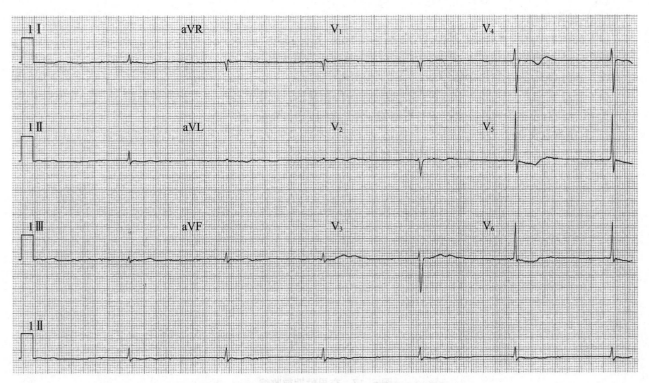

图6-16 窦性P波消失,并由交界性节律替代(逸搏心律)

毒,也可见于急性心肌梗死、心肌炎等。

三、交界性期前收缩

提前的起源于交界区的搏动称为交界性期前收缩(交界性期前收缩)。

(一) 发生机制

(1) 交界性起搏点自律性增高。

(2) 交界区内激动折返。

（二）诊断标准

（1）提前出现的 P-QRS-T 波群,PR 间期<120 ms(图 6-17)。

（2）QRS 波群多呈室上性,偶呈室内差异传导而表现为宽大畸形。

（3）多数伴有完全代偿间期。

（4）隐匿性交界性期前收缩:①交界性激动在前传和逆传过程中发生绝对干扰或传出阻滞,无 P-QRS-T 波,出现长 RR 间期,表现为假性二度房室传导阻滞;②引起间期性 PR 间期延长。

（三）临床意义

临床上不多见,可见于正常人,也可见于器质性心脏病。

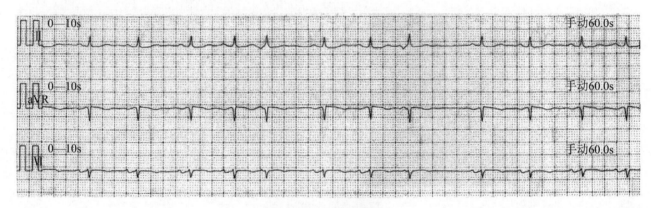

图 6-17　交界性期前收缩

示提早出现的交界性节律

四、阵发性交界性心动过速

交界性期前收缩连续出现 3 次或 3 次以上,称阵发性交界性心动过速。

（一）发生机制

（1）交界区起搏点自律性增高,引起自律性交界性心动过速。

（2）房室结内存在双径路,激动沿双径路折返而形成房室结内折返性心动过速。

（二）诊断标准

1. 自律性交界性心动过速(图 6-18)　①连续出现 3 次或 3 次以上交界性期前收缩;②交界性期前收缩频率

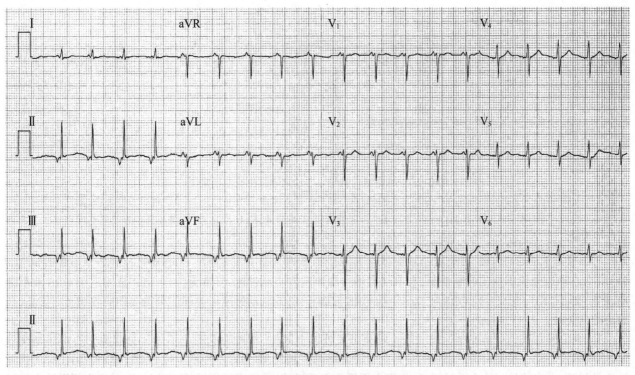

图 6-18　快速的交界性心动过速

为 100～160 次 / 分钟；③发作初始有频率逐渐加快直至稳定的阶梯现象，即"温醒现象"；④刺激迷走神经或期前刺激不能使心动过速终止。

2. **房室结内折返性心动过速**（图 6-19）　房室结内存在着快径路（F）和慢径路（S），快径路传导快而不应期长，慢径路传导慢而不应期短，按折返径路可分为两类。

（1）慢–快（S–F）型：最常见，激动从慢径路下传心室，经快径路逆传心房。①心动过速的频率为 160～250 次 / 分钟；②心动过速常由房性期前收缩诱发，且 PR 间期延长；③心动过速发作时，P′波多位于 QRS 波群之中（由于心房和心室几乎同时除极）而无法辨认；P′波位于 QRS 波群之后，RP′＜80 ms，RP′＜P′R；④QRS 波群多数正常，偶伴功能性束支传导阻滞；⑤刺激迷走神经或期前刺激可使心动过速终止；⑥可伴有房室传导阻滞及逆向传导阻滞。

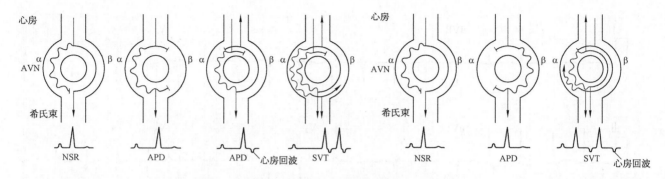

图 6-19　房室结内折返性心动过速发生机制示意图

　　左图为慢-快型房室结内折返性心动过速发生机制,即形成一个折返需要三个条件:①有 2 个或以上的通路;②两个通路的不应期有一定的差额(通常认为要在 50 ms 以上);③有一条通路存在单向阻滞。右图为快-慢型房室结内折返性心动过速发生的机制示意图。

　　(2)快-慢(F-S)型:较少见,激动从快径路下传心室,经慢径路逆传心房。①心动过速的频率 100～150 次/分钟;②心动过速无需期前收缩诱发,心率轻度增快即可诱发心动过速,且常无休止;③P'波固定于 QRS 波群之前,P'R 间期<RP';④交界性 QRS 波群与窦性 QRS 波群相同;⑤心动过速可被期前刺激或期前收缩暂时终止,药物治疗常无效。

　　3. 阵发性室上性心动过速　起源于希氏束分叉处以上部位,常规心电图上不能区分起源于心房还是交界区,不能确定心动过速是由折返引起的还是由自律性增高引起的,称为阵发性室上性心动过速,包括:①窦房折返性心动过速;②自律性房性心动过速;③心房内折返性心动过速;④房室结折返性心动过速;⑤房室折返性心动过速;⑥自律性交界性心动过速。

　　其心电图特点为:①心动过速频率 100～250次/分钟,RR 规则;②P 波不易辨认;③QRS 波群大多数与窦性 QRS 波群相同。

　　(三)临床意义

　　慢-快型房室结内折返性心动过速多见,患者心脏无器质性病变,如频繁发作而影响工作与生活,可考虑药物治疗或射频消融术。双重性心动过速(交界性或室上性)几乎均发生于器质性心脏病及洋地黄中毒患者。

第四节　室性心律失常

一、室性 QRS-T 波群基本特征

1. QRS 波群宽大畸形

(1) QRS 波群宽大畸形，QRS 时间≥120 ms，振幅异常高大，切迹明显。

(2) 分支性 QRS 波群宽大畸形：激动起源于某一束支或分支，其 QRS 波群呈现对侧束支传导阻滞及分支传导阻滞图形。双束支除极时间差别≤25 ms，分支性 QRS 波群时间<110 ms；双束支除极时间差别≥40 ms，分支性 QRS 波群时间≥120 ms。

2. 室性逆行 P 波　室性激动逆行传导心房的发生率为 40%～60%，原因是室房传导的距离长，传导过程中易受室上性激动的干扰而不能逆传心房。房室交界区及心房肌处于反应期时，室性激动才能逆传心房，产生 P′波。

(1) P 波位于室性 QRS 波群之后，RP′间期延长可见于：①室房传导伴干扰性 RP′间期延长；②室性激动伴一度室房传导阻滞；③室性激动沿慢径路逆行传导至心房。

(2) 窦性心律伴室性心律失常者，室性 QRS 波群之前、之中和之后常有被干扰的窦性 P 波。

3. 室性融合波　室性激动发放较晚时，可与窦性、房性、交界性或另一室性激动共同引起心室除极，产生室性融合波。室性融合波的出现，证明宽 QRS 波群为室性。

4. 房室脱节　如果能证明宽 QRS 波群之前、之中和之后有与其无关的心房波，并与 QRS 波群形成干扰性或阻滞性房室脱节，则宽 QRS 心动过速多为室性。

二、宽 QRS 波群简单定位诊断

1. 源自室间隔上部(近 His 区)　QRS 波群宽大畸形不明显，与窦性 QRS 波群类似。

2. 源自右束支　QRS 波群表现为左束支传导阻滞图形。

3. 源自左束支　QRS 波群表现为右束支传导阻滞图形。

4. 源自左前分支　QRS 波群表现为右束支传导阻滞加左后分支传导阻滞图形。

5. 源自左后分支　QRS 波群表现为右束支传导阻滞加左前分支阻滞图形。

6. 源自右心室　QRS 波群表现为类似左束支传导阻滞图形。

7. 源自左心室　QRS 波群表现为类似右束支传导阻滞图形。

8. **源自心室后壁**　QRS 波群 $V_1 \sim V_5$ 导联表现为 QRS 波群主波向上。

9. **源自心室前壁**　$V_1 \sim V_6$ 导联表现为 QRS 波群主波向下。

三、心室停搏

心室停搏是指交界性和室性心电活动同时消失,此时心室的生物电活动和心室的机械性收缩完全停止,血液循环中断,称为心室停搏。

（一）诊断标准

心室停搏诊断标准为:①窦性心律伴三度房室传导阻滞,QRS 波群消失;②房性逸搏心律、房性心动过速、心房扑动或心房颤动合并三度房室传导阻滞,QRS 波群消失;③交界性心律消失后,QRS 波群消失。

（二）临床意义

心室停搏是致命性心律失常,必须及时明确诊断,紧急进行心脏按摩、人工呼吸及心室起搏。

四、室性逸搏心律

（一）室性逸搏

室性逸搏指延缓出现的室性搏动,逸搏周期为 1.5～3.0 s。

1. **诊断标准**　①延迟出现的 QRS 波群宽大畸形,其前无相关 P 波;②逸搏频率为 20～40 次 / 分钟。

2. **临床意义**　发生于心脏停搏基础上的频发室性逸搏、出现血流动力学障碍者,应及时植入人工心脏起搏器。

（二）室性逸搏心律

室性逸搏连续出现 3 次或 3 次以上者,称为室性逸搏心律。

1. **诊断标准**　①宽大畸形的室性 QRS 波群连续出现 3 次或 3 次以上;②心室率 20～40 次 / 分钟;③室性 QRS 波群者为单源性逸搏心律,QRS波呈两种以上图形者为多源室性逸搏心律。

2. **临床意义**　室性逸搏心律与交界性逸搏心律相比,其自律性极不稳定,易发生停搏而导致心室停搏,应及时安装心室起搏器。

五、加速性室性逸搏心律

心室内异位起搏点自律性强度增高引起的心动过速称为加速的室性逸搏心律。

（一）诊断标准

诊断标准:①出现室性逸搏节律,QRS 波群＞120 ms;②基本心律为窦性心动过缓或窦性心律不齐,心率缓慢,呈短阵发作,窦性频率加快以后室性逸搏节律消失;③心室率 40～100 次 / 分钟,节律略不规则,由于其频率与窦房结或心房的频率相近,常发生房室脱节或两种节律交替出现;④室性融合波较常见,波形介于室上性 QRS-T 波群与室性 QRS-T 波群之间。

(二)临床意义

急性心肌梗死患者发生加速的室性逸搏心律,系心肌再灌注损伤所致。

六、室性期前收缩

希氏束部位以下过早出现的单个或成对的心搏,称为室性期前收缩。其 QRS 波群之前无相关的心房波。腔内希氏束电图 V 波前无 H 波者,是室性期前收缩;V 波前有 H 波、HV 间期缩短者,为分支性室性期前收缩。

(一)分类

1. 根据起源部位分类 ①室间隔期前收缩;②右心室性期前收缩搏;③右束支性期前收缩;④左束支性期前收缩;⑤左前分支性期前收缩;⑥左后分支性期前收缩;⑦左心室性期前收缩搏;⑧心室前壁性期前收缩;⑨心室后壁性期前收缩。

2. 根据发生机制分类 ①自律性室性期前收缩;②折返性室性期前收缩;③触发性室性期前收缩。

3. 根据期前收缩频度分类 ①偶发室性期前收缩;②频发室性期前收缩。

4. 根据期前收缩形态分类 ①单源性室性期前收缩;②多形性室性期前收缩;③多源性室性期前收缩。

5. Lown 室性期前收缩分级法 Lown(1970 年)和 Wolf(1971 年)提出了室性期前收缩分级法,用于评价室性期前收缩的预后及确定抗心律失常的治疗效果,以后经过学者们的不断改进和完善,形成了 Lown 室性期前收缩分级法(表 6-1)。

(二)发生机制

室性期前收缩的主要机制为心室内异位起搏点自律性增高、折返现象和触发活动,此外,边界电流、韦登斯基作用也是诱发室性期前收缩的原因。

(三)诊断标准

过早发生的 QRS-T 波群宽大畸形,与室上性 QRS-T 波群形态明显不同,其前无相关的心房波,多数伴有完全性代偿间期,少数有不完全性代偿间期及无代偿间期(图 6-20)。肌性室性期前收缩的 QRS-T 波群宽大畸形较为明显,QRS 时间≥120 ms;无明显心肌损害时,QRS 时间<160 ms;合并室内弥漫性传

表 6-1 Lown 室性期前收缩分级法

分级	心电图特征
0	无室性期前收缩
1	偶发、单个室性期前收缩,<30 个 / 小时
2	频发、单个出现,≥30 个 / 小时
3	多源
4A	成对
4B	室性期前收缩连续 3 个以上
5	R on T 室性期前收缩(RV/QT<1.0)

导障碍者，QRS 时间＞180 ms。多有明显粗钝、切迹或挫折；分支性室性期前收缩 QRS-T 波群表现为对侧束支传导阻滞及其分支传导阻滞的波形。

1. 单形性室性期前收缩（图 6-20）　室性期前收缩的 QRS-T 波群形态完全相同，在各个导联中均表现出这一特征。

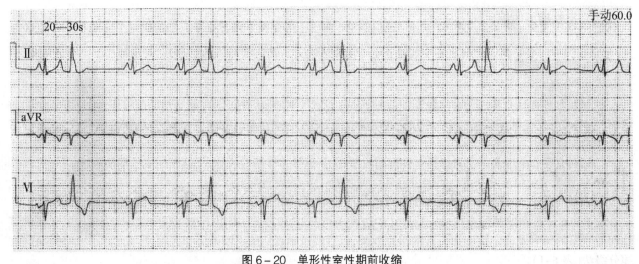

图 6-20　单形性室性期前收缩

提早出现的畸形 QRS 波群，呈室性期前收缩三联律

2. 多形性室性期前收缩　同一导联室性期前收缩联律间期差别＜80 ms，波群形态不同。

3. 多源性室性期前收缩　在同一导联室性期前收缩联律间期差别＞80 ms，室性期前收缩形态有两种以上（不包括室性期前收缩所形成的室性融合波）（图 6-21）。

4. 插入性室性期前收缩　指室性期前收缩插在 1 个基本窦律周期之中，不取代一次窦性搏动（图 6-22）。插入性室性期前收缩的发生机制：①基本心律的频率较慢或过缓，为插入性室性期前收缩的发生创造了条件；②室性期前收缩出现适时，舒张中、早期发生的室性期前收缩较易成为插入性；③两个起搏点相距较远；④室房传导中断。

（四）室性期前收缩后的心电图改变

1. 插入性室性期前收缩后的心电图变化

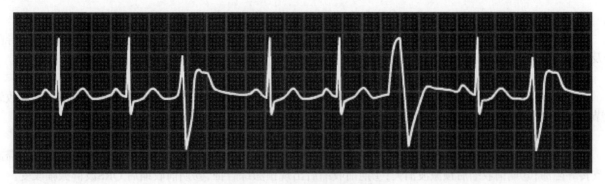

图 6-21 多源性室性期前收缩

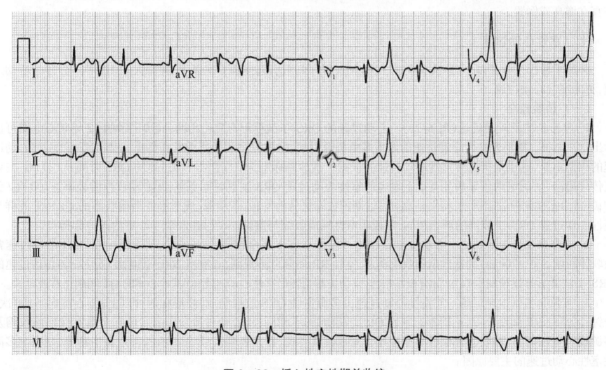

图 6-22 插入性室性期前收缩

在正常两个相邻的窦性节律之间插入一个室性心律

（1）插入性室性期前收缩通常引起其后第 1 个或连续两个窦性 PR 间期延长。

（2）插入性室性期前收缩后第 1 个窦性 QRS-T 波群形态改变:①伴时相性室内差异传导;②伴束支传导阻滞及其分支传导阻滞图形;③伴预激综合征。

2. 非插入性室性期前收缩后的心电图变化

（1）期前收缩后 P 波改变:①期前收缩后 P 波振幅、方向和时间改变;②期前收缩后 P 波提前;③期前收缩后节律改变。

（2）期前收缩后 PR 间期改变:①期前收缩后 PR 间期延长;②期前收缩后 PR 间期缩短。

（3）期前收缩后 QRS 波群改变:①期前收缩后束支传导阻滞波形消失;②期前收缩后出现束支传导阻滞或分支传导阻滞;③期前收缩后预激波消失;④期前收缩后出现预激综合征;⑤期前收缩后 QRS 波群振幅改变。

（4）期前收缩后 ST-T-u 波改变:①期前收缩后 ST 段抬高或下降;②期前收缩后 T 波改变;③期前收缩后 u 波直立增高或倒置。

七、室性心动过速

起源于希氏束分叉以下,连续 3 次或 3 次以上(程序刺激引起连续 6 次以上)频率大于 100 次/分钟的心动过速,称为室性心动过速。

（一）诊断标准

1. 单形性室性心动过速(图 6-23)　心动过速的 QRS-T 波群形态完全相同,同步记录的 12 导联心电图可显示出这一特征。单形性室性心动过速的发生多由折返引起,能被程序刺激所诱发和终止。程序刺激能引起心动过速的周期重整,这也是折返性室性心动过速的证据。其诊断标准为:①室性心动过速的 QRS 时间≥120 ms,在束支传导阻滞、广泛室内传导病变基础上发生的室性心动过速 QRS 波群时间更宽;②心动过速的频率>100 次/分钟;③常由室性期前收缩诱发,特别是成对室性期前收缩更易诱发;④若单源、成对室性期前收缩的 QRS-T 波群与室性心动过速 QRS-T 波群的形态相同,则说明室性期前收缩与室性心动过速起源于心室内同一起搏点。

2. 多形性室性心动过速　心动过速的 QRS-T 波群形态不完全相同(图 6-24),其诊断标准为:①心动过速常由联律间期 500～700 ms 的室性期前收缩诱发,室性 RR 周期可不规则,心室率 200～250 次/分钟;②心动过速的 QRS-T 波群形态逐渐发生改变,如有极性扭转,则为尖端扭转型室性心动过速;③基本心律的 QT 间期正常或延长。

3. 多源性室性心动过速　①室性心动过速由多源室性 QRS 波群组成,波形在两种以上;②心室率>100 次/分钟;③室性 RR 间距不等,不同形态室性 QRS 波群时间不相同;④心动过速发作前后可有多源室性期前收缩及多源成对室性期前收缩;⑤陈旧性心肌梗死、心肌病、风心病、心力衰竭、心导管检查及洋地黄中毒等,是引起多源性室性心动过速的主要原因。

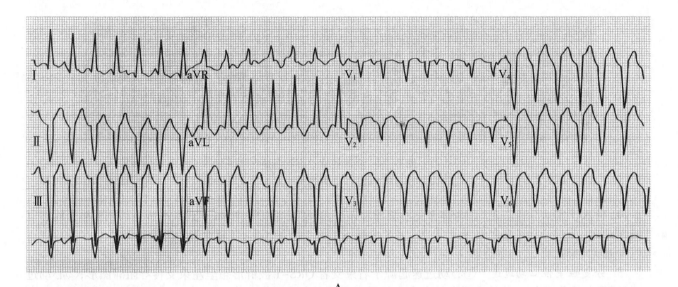

A

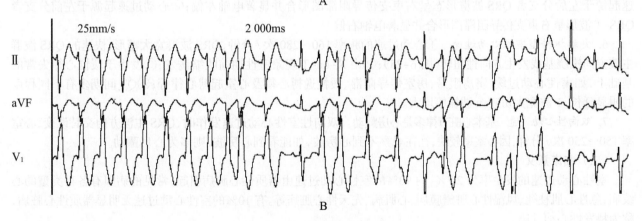

B

图 6-23 单形性室性心动过速

A. aVR 导联 QRS 波主波向上,体表心电图上可见窦性 P 波与 QRS 波群无关;B. 室性心动过速发生时出现有窦性夺获。以上两种表现均为临床诊断室性心动过速的依据

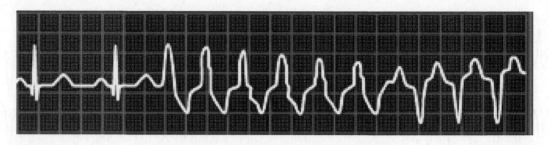

图 6-24 多形性室性心动过速
心动过速时 QRS-T 波群形态在不断变化

4. **特发性室性心动过速** ①查体未见心脏异常体征;②常规心电图、Holter 监测、平板运动试验检查除有室性期前收缩、室性心动过速之外,窦性 P 波、QRS 波群、ST 段、T 波均正常;③超声心动图检查正常;④X 线检查正常;⑤冠状动脉造影、左心室造影、心肌活检均未发现异常。

5. **分支性室性心动过速** ①心动过速起源于右束支者 QRS-T 波群形态呈左束支传导阻滞图形;②心动过速起源于左后分支者 QRS 波群形态呈右束支传导阻滞图形合并显著电轴左偏;③心动过速起源于左前分支者 QRS-T 波形呈右束支传导阻滞图形合并显著电轴右偏。

6. **尖端扭转型室性心动过速** ①心动过速的频率 160~280 次 / 分钟,QRS 波群宽大畸形,快速的 QRS 波群主波方向围绕基线发生方向性扭转(图 6-25);②由 R-on-T 现象室性期前收缩诱发;③发生于缓慢心律失常的基础上,如窦性心动过缓、窦房阻滞、房室传导阻滞、缓慢逸搏心律及心室起搏心律等;④QT 间期多有不同程度的明显延长,T 波宽大切迹,u 波振幅增大。

7. **双向性心动过速** 基本心脏节律多是心房颤动。双向性室性心动过速发作时,QRS 主波方向交替改变,心室率 150~250 次 / 分钟,因心室率较快,往往观察不到心房波,如能看到心房波,则多为心房颤动。

(二)临床意义

室性心动过速的发生率为 2.7%,约 90% 的室性心动过速由器质性心脏病引起,常见的病因有各种类型的心绞痛、急性心肌梗死、风湿性心脏瓣膜病、心肌病、先天性心脏病等。有 10% 的室性心动过速无明显器质性心脏病,称为特发性心动过速。

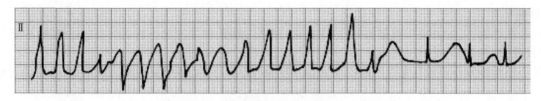

图 6-25　尖端扭转型性室性心动过速

可见 QRS 波群主峰发生扭转性改变

八、心室扑动与心室纤颤

（一）心室扑动

心室扑动时心脏快速而微弱的无效收缩，丧失了泵血功能，是重症心律失常，易恶化为心室纤颤，在临床较心室纤颤少见。

1. 发生机制　①心室内起搏点自律性突然增高，引发心室扑动；②激动在心室内快速折返，形成心室扑动。

2. 诊断标准　①QRS 波群与 T 波相连，两者难以区别；②心室波形规律、快速、连续、幅度大，呈"正弦曲线样"波形，其形态与心房扑动颇相似，比心房扑动 F 波振幅更大、时间更宽，其间不再有 QRS-T 波群（图 6-26）；③心室率 200～250 次 / 分钟。

（二）心室纤颤

心室纤颤是引起心脏性猝死最常见的心律失常，应立即电除颤。

1. 发生机制　心室内多个异位起搏点自律性极高或多发性折返，可引起心室纤颤。关于其发生机制有以下学说：①单源快速激动学说；②多源快速激动学说；③多源多发性折返学说；④环形运动学说。

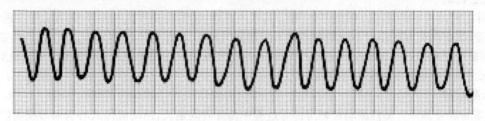

图 6-26　心室扑动

图中所示为粗大的心室扑动波形，也是快要发生心室颤动的表现

2. 诊断标准

（1）心室纤颤时，P-QRS-T 波群消失，呈现快速的波形、振幅、时距完全不相等的心室纤颤波，频率为180～500 次/分钟（图 6-27）。

（2）心室纤颤发作前常有室性期前收缩 R on T 现象，成对、多源、多形室性期前收缩，室性心动过速，心室扑动等。

（3）分型诊断：①粗波型心室纤颤：心室纤颤波幅≥0.5 mV，预后相对好；②细波型心室纤颤：心室纤颤波幅＜0.5 mV，预后恶劣。

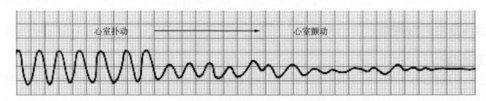

图 6-27　心室扑动向颤动转变（常常是危急的表现）

第五节　传导阻滞

一、窦房传导阻滞

窦房结激动受阻于窦房交界区，使窦房传导时间延长或窦性 P 波漏搏，称为窦房传导阻滞。

（一）发生机制

窦房传导阻滞的传导阻滞部位在窦房交界区，其发生机制：①窦房交界区相对不应期病理性延长，产生一度窦房传导阻滞；②窦房交界区相对不应期和绝对不应期同时延长，以相对不应期延长占优势，产生二度Ⅰ型窦房传导阻滞；③窦房交界区以绝对不应期延长占优势，产生二度Ⅱ型窦房传导阻滞；④窦房交界区绝对不应期延长占据整个心动周期，产生三度窦房传导阻滞。

（二）诊断标准

1. 一度窦房传导阻滞　窦性激动在窦房传导过程中传导时间延长，但均能传入心房而形成窦性 P 波。体表心电图不能直接测定其窦房传导时间，故在心电图上不能直接诊断。

2. 二度窦房传导阻滞　分为两型。

（1）二度Ⅰ型窦房传导阻滞:窦房传导时间逐渐延长,直至完全被阻滞而不能传入心房,结束一次文氏周期。其心电图表现:①PP 间期逐搏缩短,最终出现一个长 PP 间期;②长 PP 间期短于两个最短 PP 间期之和;③文氏周期的第 1 个 PP 间期是所有短 PP 间期中的最长者,而最后一个 PP 间期是所有短 PP 间期中最短者。

（2）二度Ⅱ型窦房传导阻滞:①规则的 PP 间期中出现长 PP 间期,为短 PP 间期的整数倍;②窦房传导比例可为 3:2、4:3、5:4 不等;③持续性 2:1 窦房传导阻滞时,酷似窦性心动过缓,P 波频率 30～40 次/分钟,活动或使用阿托品类药物可使心率突然加倍。

3. Ⅲ度窦房传导阻滞　所有的窦性激动都不能传入心房,体表心电图窦性 P 波消失,很难与窦性停搏相鉴别。

（三）临床意义

一过性窦房阻滞见于迷走神经张力增高、洋地黄过量或电解质紊乱,常可用阿托品消除;频发而持久的窦房阻滞,见于器质性心脏病、病窦综合征等。

二、房室传导阻滞

房室传导阻滞是由于房室传导系统某个部位的不应期病理性延长,引起房室间传导延迟或阻断的现象,可将其分为一度、二度及三度等。

（一）一度房室传导阻滞

一度房室传导阻滞所有的心房激动均能下传心室,但房室传导时间延长。

1. 发生机制　①房室交界区相对不应期延长;②阻滞部位可以在心房内、房室结、希氏束或双束支水平,但多在房室结。

2. 诊断标准　①PR 间期≥0.21 s,14 岁以下儿童≥0.18 s(图 6-28);②PR 间期超出心率范围允许的最高值;③在心率无明显变化时,PR 间期动态变化>0.04 s。

3. 临床意义　多发生于器质性心脏病、药物中毒、电解质紊乱等,也可见于正常人。与迷走神经张力增高以及老年人房室传导系统退行性病变有关。一般阻滞部位发生于房内或房室结内,预后良好;若发生在希氏束或束支水平,则常可发展为高度房室传导阻滞。

（二）二度房室传导阻滞

部分室上性激动发生阻滞性传导中断,称二度房室传导阻滞。

1. 发生机制

（1）二度Ⅰ型房室传导阻滞:①房室交界区的相对不应期和绝对不应期均延长,以相对不应期延长为主。②递减传导,在房室传导系统激动传导速度逐渐减慢,直到传导中断。③阻滞部位可在心房、房室结、希氏束或双束支水平,多在房室结。

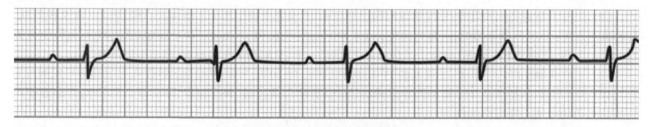

图 6-28　一度房室传导阻滞

图中 PR 间期为 0.36 s

（2）二度Ⅱ型房室传导阻滞：①房室交界区的相对不应期和绝对不应期均延长，以绝对不应期延长为主。②阻滞部位多在希氏束水平以下。

2. 诊断标准

（1）二度Ⅰ型房室传导阻滞（图 6-29）：①窦性 PP 基本规则；②PR 间期逐搏延长，继以一次 QRS 波群脱落；③PR 间期增量逐搏递减，RR 间期逐搏缩短，继以一次长 RR 间期；④长 RR 间期小于最短窦性周期的 2 倍。

（2）二度Ⅱ型房室传导阻滞（图 6-30）：①PP 间距规则，部分 P 波后无 QRS 波群，房室传导比例为 3∶2、4∶3 或 2∶1 不等，当呈 2∶1 下传时，RR 间期正常，QRS 波群呈束支传导阻滞图形，这是Ⅱ型的特点。②PR 间期固定，QRS 波群呈室上型，常提示阻滞部位在束支或分支水平。

3. 临床意义　二度Ⅰ型房室传导阻滞见于正常人，发生在夜间睡眠时，由迷走神经张力增高所致。也可见于风湿性心肌炎、下壁心肌梗死等，病变在房室结内，预后较好。而二度Ⅱ型房室传导阻滞多为病理性，见于前壁心肌梗死、心肌病等，病变多在房室结远侧，易发展为三度房室传导阻滞，需人工起搏治疗。

（三）三度房室传导阻滞

三度房室传导阻滞时全部的室上性激动均因阻滞而不能下传心室，心房波与心室波完全无关系。

1. 发生机制　①房室交界区不应期延长并占据整个心动周期；②阻滞部位可在房室结内，也可在希氏束远端。

2. 诊断标准　①PP 间期规则，RR 间期多数也规则，P 波与 QRS 波群无关，P 波频率大于 QRS 波群频率，呈完全性房室分离（图 6-31）。②心房由窦房结或心房形成的起搏点控制，心室由交界区或心室异位起搏点控制。当阻滞发生在房室结或希氏束上端时，QRS 波群形态正常，频率 40～60 次/分钟，为交界性逸搏心律；如阻滞发生在希氏束下端或束支水平，则 QRS 波群宽大畸形，频率为 20～40 次/分钟，为室性逸搏心律。

3. 临床意义　三度房室传导阻滞伴缓慢的室性逸搏心律，是安装人工起搏器的指征。

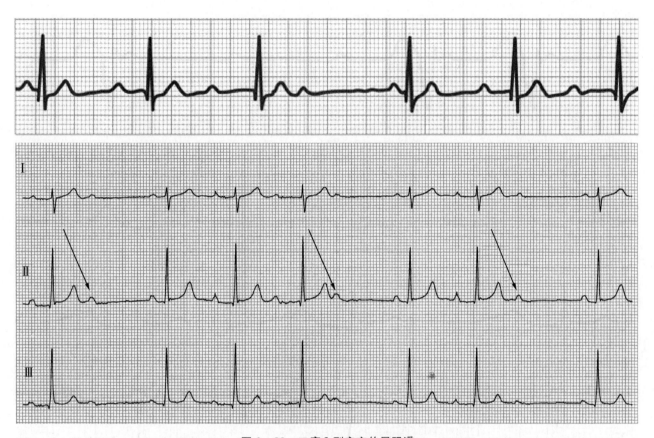

图6-29　二度Ⅰ型房室传导阻滞

上下图中均可见 PR 间期逐渐延长,直至 P 波后脱漏一个 QRS 波群;下图中箭头所示为脱漏后的 P 波

三、右束支传导阻滞

发生于右束支的传导障碍引起特征性的心电图改变,称为右束支传导阻滞。

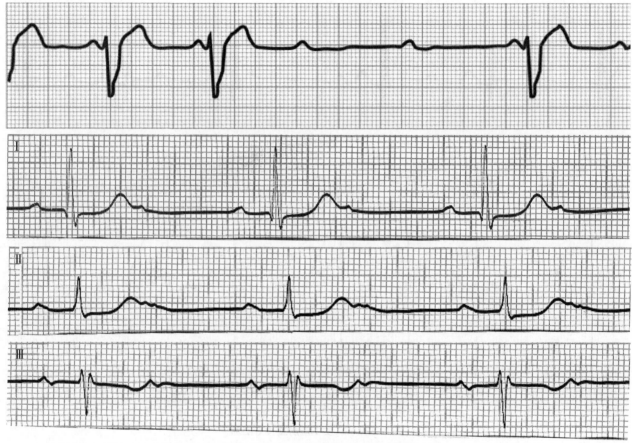

图 6−30　二度Ⅱ型房室传导阻滞

可见正常固定 PR 间期后突然在 P 波后脱漏一个 QRS 波群

（一）发生机制

1. 传导速度显著减慢　左、右束支传导时间差＞25～40 ms，即表现出不完全性与完全性右束支传导阻滞。

2. 绝对不应期异常延长　每次室上性激动均落在右束支的绝对不应期而使传导中断。

3. 右束支连续中断　心脏手术切断了右束支，造成永久性右束支传导阻滞。

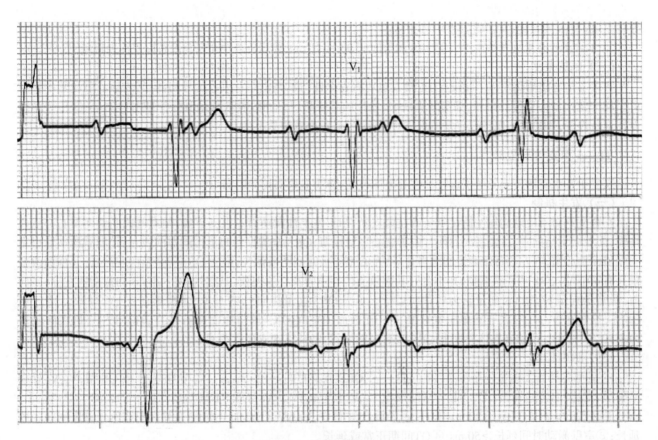

图 6-31　三度房室传导阻滞

可见 P 波与 QRS 波群无任何关系

右束支传导阻滞时激动沿左束支下传,室间隔、左心室开始除极,最后激动沿着普通右心室肌缓慢除极,因无方向相反的向量抵消而产生运行迟缓的朝向右前的终末向量,V_1 导联形成 rsR′波,V_5、V_6 导联形成宽 S 波。

（二）诊断标准

1. 完全性右束支传导阻滞　典型的完全性右束支传导阻滞心电图表现为:①QRS 时间＞120 ms,多为 120～140 ms,大于 160 ms 者,提示有严重心肌病变;②QRS 波群终末部分宽钝,V_1 导联呈 rsR′型,R 波宽大;V_5、V_6

导联呈 Rs 型，s 波宽钝；③QRS 波群电轴正常。

2. 不完全性右束支传导阻滞　①QRS 波群时间 90～110 ms；②其余条件同完全性右束支传导阻滞（图 6-32）。

（三）临床意义

右束支传导阻滞见于以下情况：①正常人也可有完全性与不完全性右束支传导阻滞；②右侧心脏受累的疾患可引起完全性右束支传导阻滞，如房间隔缺损、慢性肺部疾患、肺动脉高压、肺动脉狭窄或肺栓塞等；③传导系统慢性退行性变；④急性心肌梗死并发右束支传导阻滞，这种患者预后不良。

四、左束支传导阻滞

发生于左束支的传导障碍引起特征性心电图改变，称为左束支传导阻滞。

（一）发生机制

左束支绝对不应期病理性持续延长或左束支断裂时，室上性激动沿右束支下传，使室间隔右侧面及右心室先除极，前者向量指向左，后者指向右前。由于右心室壁较薄，QRS 波群综合向量指向左前或左后，随后激动通过室间隔传向左心室，在左心室壁内迂回缓慢传导，左心室除极时间明显延长，最大 QRS 向量指向左后方。其横面改变最具有特征性：QRS 环呈狭长型，如不合并其他束支传导障碍及心肌梗死，其起始 10～20 ms 向量指向左方，多向前，呈逆钟向运转，30 ms 向量转为顺钟向运行。最大 QRS 向量指向 $-45°～80°$。投影在 V$_1$、V$_2$ 导联上呈 Q 或 QS 型，投影在 V$_5$、V$_6$ 导联上呈单向宽钝 R 波。在额面因空间 QRS 环与额面接近垂直，环体较小，最大向量多为 $+30°～-30°$。反映在肢体导联上 QRS 波群时间增宽，电轴正常或轻度左偏。

（二）诊断标准

1. 典型完全性左束支传导阻滞（图 6-33）　①QRS 波群时间 >120 ms，V$_1$、V$_2$ 导联呈 rs 或 QS 型；V$_5$、V$_6$ 导联呈平顶、宽钝、切迹的 R 波；Ⅰ、aVL 导联波形与 V$_5$、V$_6$ 相似；②V$_1$～V$_3$ 导联 ST 段抬高 0.10～0.30 mV，V$_4$～V$_6$、Ⅰ、aVL 导联 ST 段下降 0.10～0.20 mV；V$_1$～V$_3$ 导联 T 波直立，V$_5$、V$_6$、Ⅰ、aVL 导联的 T 波双向或倒置；PR 间期轻度延长；③室壁激动时间延长 >50 ms；④QT 间期正常或延长。

2. 不完全性左束支传导阻滞　①QRS 波群时间 90～110ms；②Ⅰ、V$_5$、V$_6$ 导联既无 Q 波，又无 S 波，呈单向 R 波；③有轻度继发性 ST-T 改变。

3. 完全性左束支传导阻滞合并显著电轴左偏　完全性左束支传导阻滞合并显著电轴左偏时，电轴基本上为 $-45°～-90°$。Ⅰ、aVL、V$_4$～V$_6$ 导联呈单向 R 波。Ⅱ、Ⅲ、aVF 导联呈 rs 型，S$_Ⅲ$>S$_Ⅱ$。左束支传导阻滞合并显著电轴左偏的机制尚未完全阐明，可能左束支发生传导阻滞后，其激动沿右束支下传，当右束支所支配心尖部最先除极时，也可产生显著电轴左偏。

4. 完全性左束支传导阻滞合并左心室肥厚　部分左束支传导阻滞合并左心室肥厚。单纯左心室肥厚时，V$_5$、

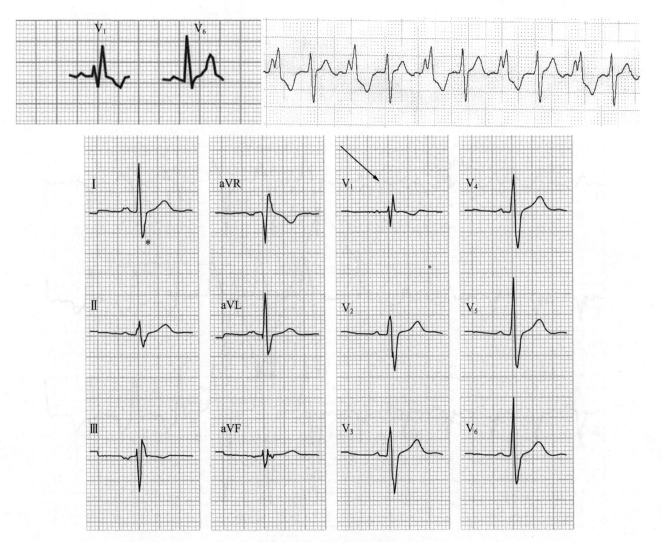

图 6-32　右束支传导阻滞

上左图为完全性右束支传导阻滞的诊断标准示意图;上右图为间歇性右束支传导阻滞;下图为标准导联完全性右束支传导阻滞

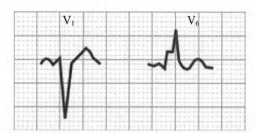

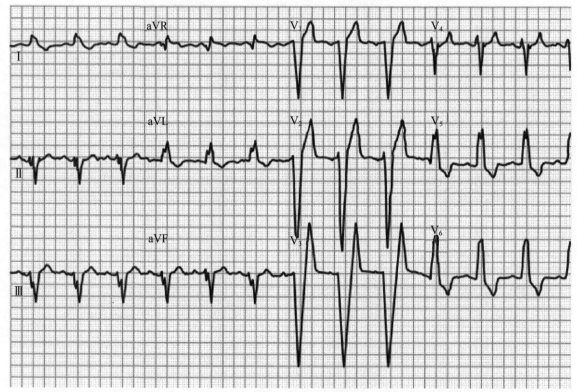

图 6-33 完全性左束支传导阻滞

上图为完全性左束支传导阻滞的标准示意图；下图为完全性左束支传导阻滞标准导联心电图

V_6 导联 R 波异常高大，合并完全性左束支传导阻滞时，V_5、V_6 导联 R 波振幅显著降低，左心室肥厚的图形被掩盖。单纯左心室肥厚时，V_1、V_2 导联 S 波较深，若合并完全性左束支传导阻滞，则 S 波增深更加显著。

（三）鉴别诊断

1. **左束支传导阻滞与左心室肥厚**　在实际临床工作中可以见到两者有相似之处，但仔细分析则可区别两者，详见表 6-2。

2. **完全性左束支传导阻滞与 B 型预激综合征**　在体表心电图上有些相似，如不加分析则恐容易混淆，两者的体表心电图特征详见表 6-3。

（四）临床意义

左束支传导阻滞的病因有冠心病、扩张型心肌病、传导系统退行性病变等，常合并左心室肥大。

五、左前分支阻滞

发生于左前分支的传导障碍，引起特征性心电图改变，称为左前分支阻滞。

三分支传导系统中以左前分支传导阻滞最多见，其原因为：①左前分支细长，位于压力较高的血液流出道，易遭受损伤；②左前分支由单一的血管供血，故易发生缺血性损害；③左前分支的不应期较长，易发生传导缓慢。

（一）发生机制

当发生左前分支阻滞后，激动会沿着左后分支及中隔支向前传导，然后通过浦肯野纤维网激动左前分支支配的心室间隔前中部、左心室前壁及心尖部，最大 QRS 向量环指向左上方，电轴显著左偏。特征性的改变反映在额面上，QRS 环体增大，位于左上方，呈逆钟向运行。起始向量向下偏右，产生下壁导联 R 波，aVL 导联有 Q

表 6-2　左束支传导阻滞与左心室肥厚的鉴别

鉴别要点	左束支传导阻滞	左心室肥厚
V_5、V_6、I 导联的 q 波	无	有
V_5、V_6 导联的 R 波	<2.5 mV，明显切迹	≥2.5 mV，无切迹
V_5、V_6、I 导联的波 S 波	无	有
左心室壁激动时间	>50 ms，常在 80 ms 以上	>50 ms，多(80 ms)以内
QRS 波群时间	≥120 ms	<110 ms

表 6-3　完全性左束支传导阻滞与 B 型预激综合征的鉴别

鉴别要点	左束支传导阻滞	B 型预激综合征
PR 间期	正常或延长	<120 ms 或正常
QRS 波群时间	>120 ms，多在 140 ms 左右	>120 ms，多在 140 ms 以上
预激波	无	有
V_5、V_6 导联 S 波	无	可有
P-J 间期	正常或延长	短、正常或略延长
病因	冠心病、高血压病、扩张型心肌病等	常有阵发性心动过速史

波。因无方向相反的向量抵消,故而产生较大的朝向左上的向量,下壁导联有深的 S 波,Ⅰ、aVL 导联呈 qR 型。

(二) 诊断标准

1. 典型左前分支阻滞

(1) 心电轴显著左偏:额面电轴显著左偏,为 $-45°\sim-90°$,多在 $-60°$ 左右。

(2) QRS 波群形态改变:起始 QRS 向量<90°,Ⅰ 导联可无 q 波;>90°时,aVL 导联呈 qR、qRs 型,q 波的发生率达 97%,其时间≤0.02 s。Ⅰ、aVL 导联不应有深的 S 波。Ⅱ、Ⅲ、aVF 导联呈 rS 型,电轴指向 $-60°$ 左右,$S_Ⅲ$ 最深,$S_Ⅲ>S_Ⅱ$。R_{aVL} 最大,$R_{aVL}>R_Ⅰ$。典型左前分支阻滞,$V_1\sim V_6$ 导联 R 波减小,有时 V_1、V_2 导联出现小 q 波,呈 qrS 型。$V_3\sim V_6$ 导联 S 波增深,呈 Rs 型。

(3) QRS 波群时间:QRS 波群时间正常或轻度延长,小于 110 ms(图6-34)。

2. 左前分支阻滞合并其他心电图异常

(1) 左前分支合并顺钟向转位:除具有左前分支阻滞的某些特征外,Ⅰ 导联 S 波增深,$V_4\sim V_6$ 导联呈 RS 或 rs 型,此型见于矮胖体型或孕妇。

(2) 左前分支阻滞合并左心室肥厚:①QRS 电轴 $-60°$ 左右;②左胸导联振幅增大,右胸导联 S 波增深;③肢体导联 QRS 波群振幅增大,$R_{aVL}>1.2$ mV,Ⅱ、Ⅲ、aVF 导联 S 波增深,$S_Ⅲ>1.5$ mV;④Ⅰ、aVL、$V_4\sim V_6$ 导联 ST 段下降,T 波双向、倒置。

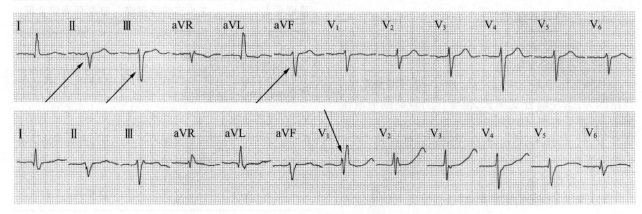

图6-34 左前分支阻滞

上图箭头所示为左前分支阻滞的特征,Ⅱ、Ⅲ、aVF 导联上呈 rS 波形,电轴左偏;

下图为左前分支阻滞＋完全性右束支传导阻滞图形

（3）左前分支阻滞合并右心室肥厚：①重度左前分支阻滞合并轻度右心室肥厚：显示左前分支阻滞，右心室肥厚的特征被掩盖；②重度左前分支阻滞合并重度右心室肥厚：肢体导联显示左前分支阻滞图形，胸导联显示右心室肥厚图形；③轻度左前分支阻滞合并重度右心室肥厚：胸导联呈右心室肥厚图形，肢体导联显著电轴右偏。

（三）鉴别诊断

1. **左心室肥厚** 左前分支阻滞常与左心室肥厚的体表心电特征相似，常常需要临床进行鉴别诊断，具体见表 6-4。

2. **单纯电轴左偏** 肥胖型或孕妇以及少数正常人电轴可以左偏，其 QRS 电轴在 -30° 以内，胸导联无顺钟向转位图形，无器质性心脏病证据。

（四）临床意义

左前分支阻滞病因有冠心病、高血压病、先心病、心肌病等。心脏扩大常合并左前分支阻滞，心脏手术也可损伤左前分支。少数人也可以无器质性心脏病的证据。

表 6-4 左前分支阻滞与左心室肥厚的鉴别

鉴别要点	左前分支阻滞	左心室肥厚
QRS 电轴	-30°～-90°	30°～-30°
Ⅱ、aVF 导联 QRS 波群形态	rs 型	Ⅱ 导联呈 Rs 或 Rs 型；aVF 导联呈 Rs 型
V$_5$、V$_6$ 导联 R 波	<2.5 mV	>2.5 mV
左心室肥厚的证据	无	有

六、左后分支阻滞

发生在左后分支的传导障碍称为左后分支阻滞。左后分支阻滞少见，原因是左后分支短而宽，位于压力较低的流入道，接受丰富的血液供应，不易发生损害。左后分支阻滞不像左前分支阻滞那样典型，即使出现明显的电轴右偏，也不一定是左后分支阻滞。

（一）诊断标准

1. **QRS 电轴右偏** 额面 QRS 电轴 > +110°，多在 120° 左右。

2. **QRS 波群时间** QRS 波群时间轻度延长，<110 ms，合并右束支传导阻滞者 ≥120 ms。

3. **QRS 波形改变** Ⅰ、aVL 导联呈 rS 型，Ⅱ、Ⅲ、aVF 导联呈 qR 型，q<20 ms。V$_1$、V$_2$ 导联可呈正常的 rS 型，V$_1$ 导联的 S 波减浅，V$_5$、V$_6$ 导联 q 波消失，R 波振幅减少，S 波增深（图 6-35）。

除上述特征外，诊断左后分支阻滞尚需除外位心、右心室肥厚、广泛前壁心肌梗死、肺心病等。心电图上出现交替性间期性电轴右偏，即使未能达到 +110°，例如在 +95° 左右，同时又具有左后分支阻滞的特征，就可诊断左后分支阻滞。如果 QRS 电轴正常，逐渐发生右移而 > +110°，QRS 波群时间轻度延长，左后分支阻滞的诊断可基本成立。

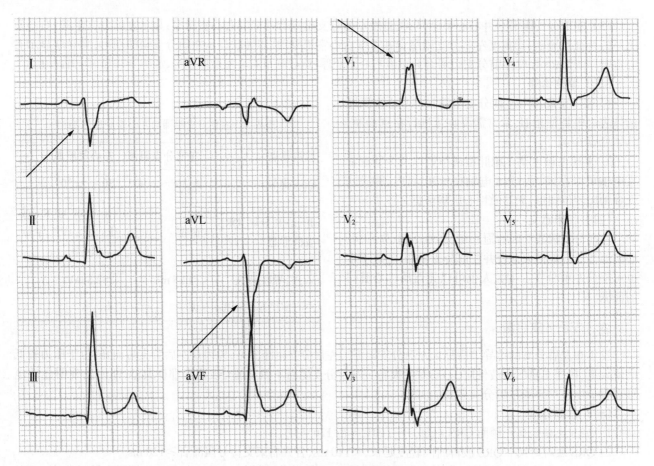

图6-35　左后分支阻滞的特征

Ⅰ和aVL导联呈rS型,Ⅱ、Ⅲ、aVF导联呈rS型(箭头所示);又具备右束支阻滞图形特征

（二）鉴别诊断

1. **垂位心**　垂位心见于瘦长体型者,QRS电轴多＜＋95°,ST较浅,Ⅱ导联无q波。

2. **右心室肥厚**　右心室肥厚者电轴多显著右偏,＞120°,使ST段很浅,aVR、V₁、V₂导联R波增大,V₅、V₆导联

S 波增深,临床上有引起右心室肥厚的疾病。

3. **广泛前壁心肌梗死**　广泛前壁心肌梗死也可以引起电轴右偏,其 QRS 波群形态改变与左后分支阻滞不同,I、aVL 导联呈 QS、Qr、QR型,II、III、aVF导联不一定有小 q 波。

（三）临床意义

左后分支阻滞的病因有高血压病、冠心病、心肌梗死等,其意义几乎与左束支传导阻滞相同。

七、双束支传导阻滞

双束支传导阻滞指右束支传导阻滞加任何一支左束支分支阻滞。

（一）右束支传导阻滞加左前分支阻滞

右束支传导阻滞加左前分支阻滞是双支传导阻滞中最常见的一种。

1. **不完全性右束支传导阻滞加左前分支阻滞**　单纯右束支传导阻滞不会发生 QRS 电轴左偏。电轴左偏负值大于－30°者,可考虑右束支传导阻滞合并左前分支阻滞。一般在临床实践中可以见到以下几种情况。

（1）肢体导联呈典型左前分支阻滞图形,胸导联呈现典型的不完全性右束支传导阻滞图形。I 导联 s 波顿挫,III 导联出现终末 R 波,呈 rsr′或 rSR′型。左前分支阻滞引起的起始 QRS 向量指向左后方时,V_1、V_2 导联出现 q 波,呈 qR 型。

（2）肢体导联出现典型左前分支阻滞图形,胸导联不完全性右束支传导阻滞波形被掩盖。V_1 导联呈 rS 型,S 波粗钝,记录 V_1 导联上一肋间时可呈 rsr′型。

（3）胸导联呈典型不完全性右束支传导阻滞图形,肢体导联左前分支阻滞图形被掩盖,QRS 电轴不超过－30°,S_{III}顿挫,S_{III}<S_{II},II 或 aVF 导联呈 RS 型。

（4）两者的图形特征完全被掩盖,仅表现为 QRS 波群时间轻度延长,QRS 电轴在－30°以内。II、III、aVF 导联有 S 波,增宽不增深,V_1 导联呈 rS 型,V_1~V_6导联 S 波较宽。

2. **完全性右束支传导阻滞加左前分支阻滞**　根据心电图特征分为以下类型。

（1）肢体导联呈典型左前分支阻滞,QRS 电轴左偏在－30°以上。III 导联可出现终末宽钝的 r′或 R 波。R′/S<1.0,aVL 导联呈 qRs 型。胸导联呈现右束支传导阻滞。

（2）肢体导联呈典型左前分支阻滞,导致完全性右束支传导阻滞的特征部分被掩盖,V_1 导联 R′波振幅变小或变为 rsr′型,V_5 导联 S 波增宽又增深。

（3）胸导联呈典型完全右束支传导阻滞图形,肢体导联左前分支阻滞的特征被掩盖。

（4）S_{II}、S_{III}、S_{aVF}振幅减小,左前分支阻滞的图形被掩盖,右束支传导阻滞的特征部分被掩盖,QRS≥120 ms。

（二）右束支传导阻滞加左后分支阻滞

单纯右束支传导阻滞一般不出现 QRS 电轴右偏，如＞＋110°又能除外右位心、右心室肥厚、广泛前壁心肌梗死等，可考虑合并左后分支阻滞。先有周期性电轴明显右偏，以后出现完全性右束支传导阻滞合并电轴右偏＞＋110°，可以肯定右束支传导阻滞合并左后分支阻滞。

1. 不完全性右束支传导阻滞加左后分支阻滞　肢体导联 QRS 电轴明显右偏，胸导联呈不完全性右束支传导阻滞，QRS 波群时间≤110 ms。

2. 完全性右束支传导阻滞加左后分支阻滞　肢体导联 QRS 电轴明显右偏，胸导联呈完全性右束支传导阻滞，QRS 波群时间≥120 ms。右束支传导阻滞加左后分支阻滞是双支传导阻滞中最严重的一种，主要病因是大面积心肌梗死。

第七章 心房、心室肥大

第一节 心房肥大

心房肥大多表现为心房的扩大,而较少表现为心房肌肥厚。发生肥大的机制可能是心房扩大引起心房肌纤维增长、变粗及房间传导束被牵拉,导致心房肌除极综合向量振幅和方向发生变化,从而产生P波振幅、除极时间、形态发生改变。

心电图上P波代表着心房的除极结果,也就是说左右心房除极形成的波称为P波。在心电图中P波的组成实际上代表的是:P波前1/3代表右心房除极波;P波中1/3代表右、左心房共同除极;P波后1/3代表左心房除极波(图7-1、图7-2)。其形态表现为圆钝、切迹(峰<0.04 s);P波的形态为:Ⅰ、Ⅱ、aVF、$V_4 \sim V_6$导联直立,aVR导联倒置。持续时间<0.12 s。一般认为其时限在肢体导联<0.25 mV;胸导联<0.2 mV。

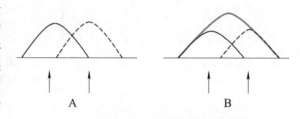

图7-1 P波组成

A. 实线部分为右心房除极,虚线部分为左心房除极;

B. 为左右心房除极组合成P波

一、右心房肥大

由于右心房除极早于左心房,当右心房扩大时除极的时间延长,但不会超过左心房除极完毕的时间。因此,在心电图表现为P波振幅增高、时间不变。右心房肥大的心电图主要表现为(图7-3、图7-4):①P波高尖,振幅≥0.25 mV,以Ⅱ、Ⅲ、aVF导联表现最突出,又称"肺型P波";②胸导联振幅≥0.2 mV;如V_1导联上P波增高,则振幅≥0.15 mV;如为双向,则振幅算术和≥0.2 mV。

引起右心房肥大的常见病因见有:①三尖瓣病变;②肺动脉瓣病变;③肺动脉高压;④肺动脉栓塞等。

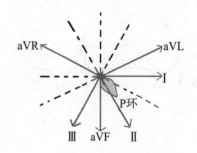

图7-2 心房向量示意图

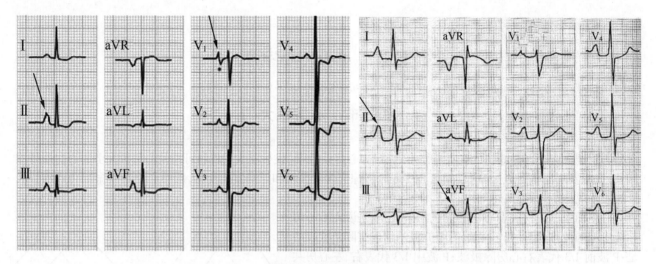

图 7-3 右心房肥大

箭头所示为右心房肥大的特征

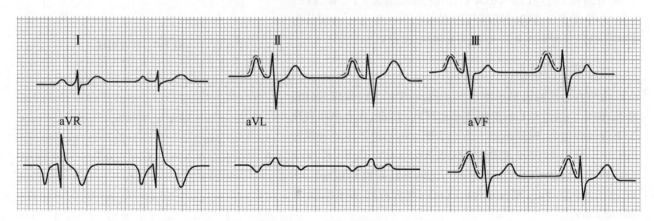

图 7-4 右心房肥大

加虚线处为右心房肥大特征标志

二、左心房肥大

左心房肥大主要表现在 P 波的后部分，因此，当左心房肥大时，主要表现为 P 波时限的延长。心电图上可见：①P 波在 I、II 和 aVL 导联上增宽，时限常超过≥0.11 s，一般认为≥0.12 s(图 7-5)；②P 波常呈双峰型，两峰距≥0.04 s，一般第二峰高于第一峰，又以 I、II、aVL 导联明显；③P 波在 V_1 导联上呈正负双向，负向波增宽加深，P 波终末电势[Ptf_{V_1}，是 V_1 导联负向 P 波的时间（s）×负向 P 波的振幅(mm)]>−0.04 mm·s(正常≤−0.02 mm·s)，此类 P 波称为"二尖瓣"型 P 波。

左心房肥大的主要病因有：①风湿性心脏病；②高血压；③肥厚性心肌病；④慢性左心衰竭等。

三、左心房及右心房双房肥大

左心房及右心房均肥大者多见于风湿性心脏病和先天性心脏病患者，多为较晚期病变的表现。由于左右心房均扩大，故心电图上兼有左心房及右心房双房肥大的特征，心电图上表现为 P 波异常高大以及增宽的双峰型 P 波(图 7-6)。

双房肥大时心电图诊断标准：①P 波：高大、增宽双峰，时限≥0.12 s，振幅≥0.25 mV；②V_1 导联 P 波高大双相，上下振幅均超过正常(图 7-7)。

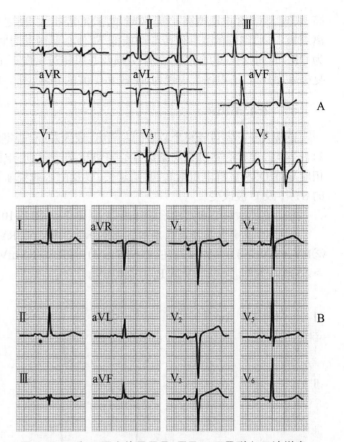

图 7-5　A 和 B 图上均显示 II、III 及 aVL 导联上 P 波增宽

第二节　心室肥大

一般认为，心室肥大时心电图的改变可能与下列因素有关。①心肌纤维增粗，截面积增大，心肌除极时电压增

高,表现为 QRS 电压增高;②心室壁增厚,心腔扩大,使之与胸壁的距离缩短;心肌细胞的变性使传导功能低下,使心肌激动时间延长,表现为 QRS 时间延长;③心室壁增厚、劳损及心肌相对供血不足,引起心肌复极顺序异常,心电图上表现为 ST 段和 T 波的异常(图 7-8)。

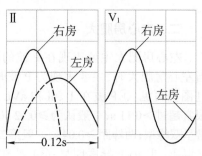

图 7-6 左右心房肥大 P 波示意图

一、左心室肥大

正常人左心室位于整个心脏的左后方,成人左、右心室的厚度比为 3:1~4:1,正常心室综合向量以左心室占优势,所以心电图上表现为相应导联 QRS 波群电压增高、时间延长,以及由心肌供血不足而导致的 ST-T 及 U 波改变。

左心室肥大时心电图的诊断标准如下(图 7-9、图 7-10)。

1. QRS 波群电压增高或左心室高电压 ①RV_5 或 $RV_6 > 2.5$ mV;②$RV_5 + SV_1 > 4.0$ mV(M)(注,F>3.5 mV);③$R_I > 1.5$ mV;④$R_I + S_{III} > 2.5$ mV;⑤$R_{aVL} > 1.2$ mV 或 $R_{aVF} > 2.0$ mV。

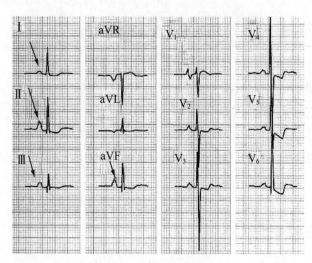

图 7-7 左右心房均肥大

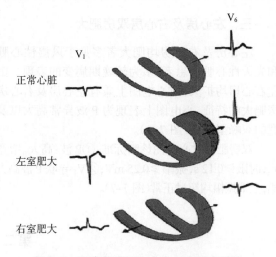

图 7-8 正常状态下和左右心室肥大时的解剖结构和心电示意图

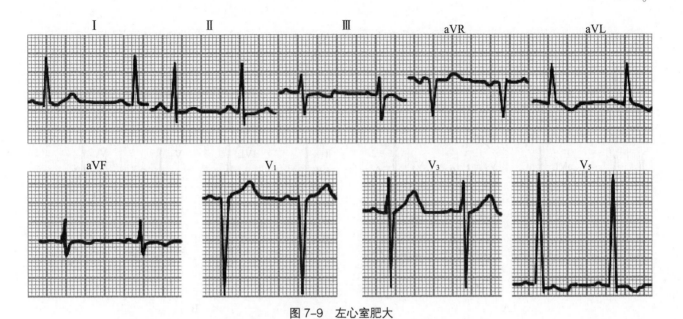

图 7-9 左心室肥大

V₅ 和 V₁＋V₅ 指标均超过正常标准

2. QRS 间期及 R 峰时间的变化 ①QRS 间期>0.10 s<0.12 s;②V₅ 或 V₆ 的 R 峰时间>0.05 s。

3. ST-T 改变 继发改变或劳损:①V₅、V₆、aVL 或 aVF 导联 ST 段下移≥0.05 mV;②T 波低平、双向或倒置;③TV₅ 或 TV₆ 低于同导联中 R 波电压的 1/10;④V₁ 导联 ST 段上移,T 波多高耸或直立。

4. 电轴偏转 ①常电轴左偏,多在－10°以上;②逆时针转向。

在作出最后诊断时,如果符合一项或几项 QRS 电压增高标准再加上其他阳性指标之一,一般可诊断左心室肥大;符合条件越多,诊断可靠性越大。

临床意义:多见于高血压性心脏病、肥厚性心肌病、主动脉瓣(狭窄和关闭不全)和二尖瓣病变(关闭不全)及主动脉缩窄等情况。

二、右心室肥大

正常人右心室壁厚度仅为左心室壁的 1/3。轻度右心室肥大不能抵消占优势的左心室所产生的心电向量,当右心室肥大达到一定程度,心电图才有表现。因此,心电图对右心室肥大诊断多不敏感。临床上右心室肥大常见病

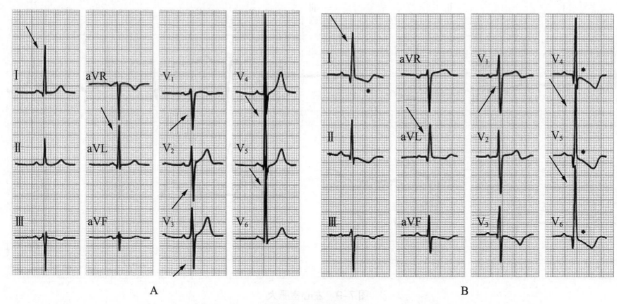

图 7-10 左心室肥大

A 和 B 图中箭头所指示 Ⅰ、aVL、S_{V_1}、R_{V_5}、R_{V_6} 及 $S_{V_1}+R_{V_5}$ 等导联上指标均超过正常标准

因有：①肺源性心脏病；②风湿性心脏病；③先天性心脏病。

右心室肥大心电图诊断标准如下（图 7-11）。

（1）QRS 波群形态及电压的变化　右心室肥厚的横面向量环偏向右前方，故以胸前导联的改变量为突出。R_{V_1} 增高>1.0 mV，S_{V_1} 较正常减少或消失，V_1 导联的 QRS 波群可呈 Rs、R、rSR、qR 型，R/S 在 V_1 导联上>1；S_{V_5} 较正常深，V_5 导联 R/S<1；$R_{V_1}+S_{V_5}>1.2$ mV，这些均为诊断右室肥厚的可靠指标。

QRS 波群电压改变具体标准是：①$R_{V_1}>1.0$ mV，$R_{V_1}+S_{V_5}>1.2$ mV；②$R_{aVR}>0.5$ mV，aVR 导联 R/S>1；③V_1 导联 R/S>1，V_5 导联 R/S<1，$R_{aVR}≥0.5$ mV（或 R>q）。

（2）心电轴右偏可达+110°，对诊断右室肥厚有较大意义。

（3）V_1 导联的室壁激动时间>0.03 s。

（4）V_1、V_2 导联的 ST 段下降，T 波在 V_1 导联倒置，有参考价值；在 Ⅱ、Ⅲ、aVF 导联亦常见到。

（5）QRS 间期多正常。

需要注意的是:①如果 QRS 波在 V_1 导联上呈 qR 图形,则表示右心室出现重度肥厚;如同时 $R_{V_1} \geqslant 1.0$ mV,则更能说明右心室肥大;②右心室重度肥厚还表现为 $R_{V_1} + S_{V_5} > 1.2$ mV,或 aVR 导联上以 R 波为主,且 R 波 > 0.5 mV,R/S 或 R/q$\geqslant$1;心电轴右偏$\geqslant+110°$;③右胸导联($V_1 \sim V_2$ 导联)常表现有 ST 段压低,T 波双相或倒置。

一般认为,通过心电图诊断右心室肥大时定性诊断比定量诊断更有价值。尽管心电图诊断早期右心室肥厚不够敏感,但如心电图上有阳性标准则诊断右心室肥厚价值较高。

一旦出现典型右室肥厚的心电图形,表示右室肥厚已相当显著。正常人有时可在 V_1 导联出现 R/S>1 或呈 rsR′波型,因此不能仅根据某一项指标诊断右室肥厚,应综合考虑。

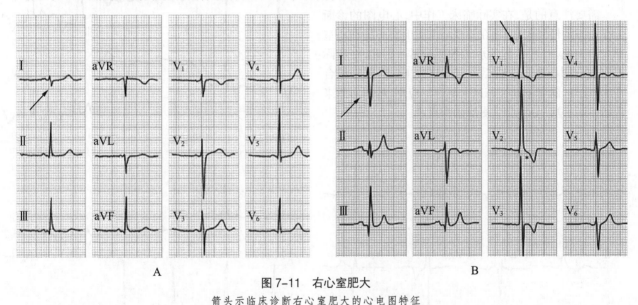

图 7-11　右心室肥大

箭头示临床诊断右心室肥大的心电图特征

三、双心室肥大

临床上左右心室均肥大时,常常有不同的心电图表现。第一种情况表现为肥大状况相互抵消,电压没有发生改变,心电图表现为正常,仅有 QRS 稍增宽、轻度 ST-T 异常等非特异性改变。第二种情况是仅显示一侧心室肥大,多为左心室肥大表现;如果右心室肥大很显著时也可仅示右心室肥大。一般状况下,双心室同时肥大时既有左心室高电压,又有右心室高电压。

双心室肥大诊断标准如下。

（1）现右心室肥大的图形特征，同时伴有下列一项或几项可以诊断：①心电轴左偏；②R_{V_5}电压异常增高；③$R_{V_5}+S_{V_1}>4.0$ mV。

（2）出现左心室肥大的图形特征，同时伴有下列一项或几项可以诊断：①显著的心电轴右偏；②V_1导联R/S>1，$R_{V_1}>1.0$ mV；③$R_{aVR}>0.5$ mV；④$VAT_{V_1}>0.03$ s（图7-12）。

需要注意的是，在实际临床工作中，心电图的诊断也存在假阴性和假阳性，在某些心电图上有心房和心室肥大的表现，但事实上心房、心室无异常。因此，在实际工作中应用心电图诊断心房、心室肥大时，要紧密结合临床。此外，随着彩超在临床上的广泛应用，运用彩超来帮助诊断心房、心室肥大更准确和直观。

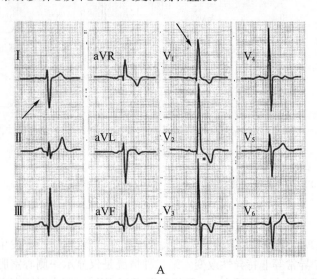

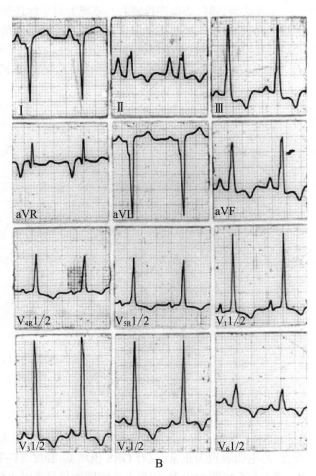

图7-12　左、右心室双侧肥大时的心电图表现

第八章　心肌缺血与心肌梗死

第一节　心肌缺血

一、缺血型心电图改变

一般认为正常心肌除极过程中心外膜处的动作电位时程较心内膜处的短,心外膜完成复极早于心内膜,因此心室肌复极过程可看作是从心外膜开始向心内膜方向推进的。因此,在心电图上可以看见 T 波的方向与 QRS 波群的主波方向是一致的。发生心肌缺血时,复极过程发生改变,心电图上表现出 ST-T 的变化(图 8-1、图 8-2)。

1. 心内膜下心肌层缺血　心内膜下心肌层缺血时,这部分心肌复极时间较正常时延迟,使原来存在的与心外膜复极向量相抗衡的心内膜复极向量减小或消失,致使 T 波向量增加,出现高大的 T 波。例如下壁心内膜下缺血时,下壁导联Ⅱ、Ⅲ、aVF 可出现高大直立的 T 波;前壁心内膜下缺血时,胸导联可出现高耸直立的 T 波。

2. 心外膜下心肌层缺血　心外膜下心肌层缺血时,心外膜动作电位时程就会比正常时明显延长,从而引起心肌复极顺序的逆转,即心内膜先复极,膜外电位为正,而缺血的心外膜心肌尚未复极,膜外电位仍呈相对的负性,于是出现与正常方向相反的 T 波向量。此时面向缺血区的导联记录出倒置的 T 波。例如下壁心外膜下缺血时,下壁导联Ⅱ、Ⅲ、aVF 可出现倒置的 T 波;前壁心外膜下缺血,胸导联可出现 T 波倒置。

二、损伤型心电图改变

心肌缺血除了可出现 T 波改变外,还可出现损伤型 ST 改变。损伤型 ST 段偏移可表现为 ST 段压低及 ST 段抬高两种类型。通常情况下心肌损伤时,ST 向量从正常心肌指向损伤心肌。心内膜心肌损伤时,ST 向量背离心外膜面而向心内膜,使位于心外膜面的导联出现 ST 段压低;心外膜下心肌损伤时(包括透壁性心肌缺血),ST 向量指向心外膜面导联,引起 ST 段抬高。发生损伤型 ST 改变时,对侧部位的导联常可记录到相反的 ST 改变。

另外,临床上发生透壁性心肌缺血时,心电图往往表现为心外膜下缺血(T 波深倒置)或心外膜下损伤(ST 段抬高)类型。临床上对这种现象的解释是:①透壁性心肌缺血时,心外膜缺血范围常大于心内膜;②由于检测电极靠近心外膜缺血区,因此透壁性心肌缺血在心电图上主要表现为心外膜缺血改变。

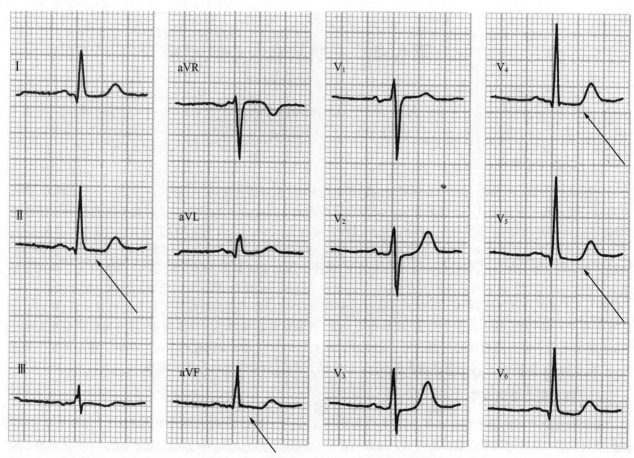

图 8-1　心肌缺血时 ST 段下移改变(箭头所示)

三、临床价值

　　心肌缺血的心电图可仅仅表现为 ST 段改变或者 T 波改变,也可同时出现 ST-T 改变。临床上可发现约一半的冠心病患者未发作心绞痛时,心电图可以正常,而仅于心绞痛发作时记录到 ST-T 动态改变。需要注意的是,大约有 10% 的冠心病患者在心绞痛发作时心电图可以正常或仅有轻度 ST-T 变化。

典型心绞痛发作时,面向缺血部位的导联常显示缺血型 ST 段压低(水平型或下斜型下移≥0.1 mV)和(或)T 波倒置。有些冠心病患者心电图可呈持续性 ST 改变(水平型或下斜型下移≥0.05 mV)和(或)T 波低平、负正双向和倒置,而于心绞痛发作时出现 ST-T 改变加重或伪性改善。冠心病患者心电图上出现倒置深尖、双支对称的 T 波(称为冠状 T 波),反映心外膜下心肌缺血或有透壁性心肌缺血,这种 T 波改变亦见于心肌梗死患者。变异型心绞痛(多数人认为可能为冠状动脉痉挛所致)多引起暂时性 ST 段抬高并常伴有高耸 T 波和对应导联的 ST 段下移,常常是急性严重心肌缺血表现,如 ST 段持续抬高,提示可能发生心肌梗死。

在临床上发生典型心肌缺血时在心电图上常常会出现以下几种表现:①冠状 T 波:T 波形态特点表现为顶端或底端尖锐,两支对称,波形变窄,形似箭头,习惯上称为冠状 T 波;②缺血性 ST 段改变:ST 段降低大于0.05 mV,可表现为水平型、下垂型、弓背型、下陷型以及近似缺血(类水平)型;③QT 间期延长;④U 波异常:在 T 波直立的导联出现 U 波倒置,通常也是心肌缺血的表现之一;⑤QRS 波群增宽、振幅降低。

因此,心电图若出现以下特征性改变,就可以诊断为心肌缺血。

1. **心内膜下心肌缺血** 表现为 T 波高耸而对称。如劳累或运动导致的冠状动脉供血急性下降,可使心内膜下发生缺血,此时 T 波向量背向心内膜面,因此这些导联及邻近导联中 T 波增高、对称及呈箭头样改变。此类改变常伴有心内膜下损伤所致的 ST 段下降,QTc 缩短。此时 T 波振幅增加,10% 的冠心病患者可超过 0.5 mV 或超过平静时幅度的 3 倍。

2. **心外膜下心肌缺血** 表现为 T 波倒置。当发生心外膜下心肌缺血时 T 波向量背离心外膜面,相关导联及其

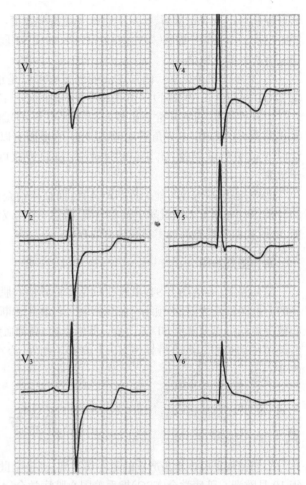

图 8-2 心肌缺血时的 ST-T 改变(ST 段下移和 T 波改变)

邻近导联可出现 T 波倒置，呈双支对称及箭头样改变。当然 T 波倒置也可以单独出现，或者与 ST 段及 U 波异常同时出现。即当同一导联（如 V_4、V_5 导联）中，如果 ST 段下降和 T 波的对称性倒置同时存在，说明既有心内膜下损伤又有心外膜下缺血。

3. 生理性 T 波倒置　偶尔 T 波的倒置也可以是正常生理反应，其特点是：①T 波为不对称的箭头样改变；②无 QT 间期延长；③ST 段停留在基线上的时间不长；④T 波倒置的深度＜0.2 mV。

生理性 T 波倒置常常会出现在以下状况下：①通气过度；②交感神经张力增加；③心动过速对心肌的影响；④正常宽大的 QRS–T 夹角更加增宽，此时心电图有以下特征：安静时心电图为较高的 R 波伴有较低的 T 波；运动时 T 波更低或倒置，尤其心动过速时；口服钾盐可以预防发生；多见于瘦长无力型体型，心得安试验有助于鉴别。

此外，心肌缺血也可能无症状和体征，而临床检查有心肌缺血的证据，如 ST 段改变、心肌灌注缺损和室壁运动异常等。一般可以通过病史及心电图（静息、运动或动态心电图监测）、收缩期的局部室壁运动、心肌的舒张功能、心肌代谢等检查而证实心肌缺血的存在。

四、鉴别诊断

需要强调，心电图上 ST–T 改变只是非特异性心肌复极异常的共同表现，在作出心肌缺血或冠状动脉供血不足的心电图诊断之前，必须结合临床资料进行鉴别诊断。除冠心病外，其他心血管疾病如心肌病、心肌炎、瓣膜病、心包炎等均可出现此类 ST–T 改变。低钾血症、高钾血症等电解质紊乱，药物（洋地黄、奎尼丁等）影响以及自主神经调节障碍也可引起非特异性 ST–T 改变。此外，心室肥大、束支传导阻滞、预激综合征等可引起继发性 ST–T 改变。

第二节　心肌梗死

心肌梗死是临床上最严重的冠心病类型，也是全世界范围内广大临床医师最为关注和重视的疾病之一。2007 年 10 月欧洲心脏病学会（ESC）携手美国心脏病学会（ACC）、美国心脏学会（AHA）和世界心脏联盟（WHF）一起联合颁布了有关心肌梗死的全球统一诊断标准。

一、心肌梗死临床诊断

1. 急性心肌梗死　心肌缺血并有心肌坏死的证据，必须具有下列五项之一：①生化标记物增高（1 倍以上）＋

心肌缺血证据(症状、新 ST 改变或左束支传导阻滞、Q 波、影像学显示活力心肌丧失或区域性室壁运动异常);②突发未预测的猝死＋心肌缺血症状、新的 ST 改变、血栓;③对经皮冠状动脉介入术＋生化标记物增高(3 倍以上)者,诊断为与经皮冠状动脉介入术相关的急性心肌梗死;④冠状动脉旁路移植术＋生化标记物增高(5 倍以上),诊断为与冠状动脉旁路移植术相关的急性心肌梗死;⑤有急性心肌梗死的病理学证据。

2. 陈旧性心肌梗死　需要符合下列条件之一:①新发现的 Q 波,伴有或不伴有症状;②影像学显示活力心肌丧失;③有已愈合或愈合中心肌梗死病理学证据。

二、心肌梗死心电图诊断标准

1. 急性心肌梗死　包括缺血型 T 波改变和损伤型 ST 段改变(无左心室肥厚和左束支传导阻滞)。①两个相邻导联新出现 ST 段抬高:$V_2 \sim V_3$ 导联 ST 段抬高 ≥ 0.2 mV(女 ≥ 0.15 mV),其他导联 ST 段抬高 ≥ 0.1 mV;②两个相邻导联 ST 水平或下斜降低下移 ≥ 0.05 mV,或相邻两个以 R 为主导联 T 波新倒置 ≥ 0.1 mV。

2. 陈旧性心肌梗死　①$V_2 \sim V_3$ 导联 Q 波或 QS 波 ≥ 0.02 s;②Q 波宽度 ≥ 0.03 s,深度 ≥ 0.1 mV;③Ⅰ、Ⅱ、aVL、aVF 或 $V_4 \sim V_6$ 导联出现 QS 波;④$V_1 \sim V_2$ 导联 R 波 ≥ 0.04 s,R/S ≥ 1,伴有正向 T 波。

3. 再梗死　①ST 段再次抬高 ≥ 0.1 mV 或新发 Q 波;②伴有缺血症状 ≥ 20 分钟。

三、心肌梗死心电图诊断要点

(一)心肌梗死定位

心肌梗死的定位诊断主要依靠心电图。

1. 前壁心肌梗死　$V_1 \sim V_6$ 导联。

2. 下壁心肌梗死　Ⅱ、Ⅲ、aVF 导联。

3. 侧壁心肌梗死　Ⅰ、aVL 导联。

4. 后壁心肌梗死　$V_7 \sim V_8$(或 V_9)导联。

5. 右心室梗死　V_3R(或 V_1)$\sim V_5R$ 导联。

注意 aVR 导联的 ST 段改变。

(二)心肌梗死演变(分期)

心肌梗死传统分期为:超急性期、急性期(充分发展期)、ST-T 演变期、T 波倒置期(恢复期)、陈旧期,但是近年来介入治疗的普及使得心肌梗死传统的分期显得并不重要。心电图表现不能作为分期的依据,而要因人而异,因为部分患者在介入治疗以后心电图上可以不留任何痕迹。

急性心肌梗死在病理性 Q 波出现之前的阶段称为超急性期,它是急性心肌梗死的最早阶段,于冠状动脉闭塞后即刻出现，最典型的心电图表现为 T 波高耸、ST 段抬高和急性损伤性阻滞及心律失常。此期持续时间短暂，仅数分钟或数小时，常于当日或次日达到高峰，很少持续更长时间。需要注意的是，在急性心肌梗死自超急性期向充分发展期演变过程中，偶尔出现异常心电图暂时正常化现象，此现象称为超急性期心电图的伪性改善，此可视为超急性损伤期心电图变化的另一种特殊表现，不容忽视。

1. T 波高耸　为超急性期 T 波改变，是急性心肌梗死的最早期表现，发生于 ST 段升高之前，是心肌梗死的原发性复极异常。此种高耸 T 波多在急性心肌梗死发病后 1～2 小时出现，一般不超过 24 小时，随即出现典型的心肌梗死图形。T 波高耸是指面向梗死区的心电图导联上 T 波的振幅增大，典型者 T 波增高、变尖，呈帐顶状或尖峰状，电压振幅可高达 2.0 mV，在前壁心肌梗死时表现尤其明显。T 波高耸的判定到目前还没有一个统一的标准，主要是对照正常 T 波最高值。一般认为当心前导联 T 波振幅增高＞1.1mV，Ⅱ、Ⅲ、aVF 导联 T 波振幅＞0.5 mV，即可判定为 T 波高耸。超急期 T 波还可表现为 T 波高耸、底部较宽、上升支和下降支不对称；一部分 T 波高耸表现两支对称似圆柱状；少数病例 T 波振幅稍增高、变圆；超急期 T 波也可以同时伴有 ST 段抬高、ST 段等电位线甚至压低等。

2. ST 段抬高（图 8-3～图 8-5）

（1）ST 段倾斜型抬高：是急性心肌梗死早期心电图最重要的表现，即面向梗死的导联 ST 段呈上斜型升高，与其对应的导联 ST 段呈反向改变。于发病数分钟或数小时内发生。心电图上 ST 段抬高的标准是肢体导联＞0.05 mV，左心前导联＞0.1 mV，右心前导联＞0.3 mV 时为异常，而在急性心肌梗死超急性期时常明显超过上述标准，甚至可以＞1.0～1.5 mV。随着心肌缺血加重，凹面向上的 ST 段变直、变平、挺直斜行向上。由于 ST 段近端升高的程度小于与 T 波融合的远端，故呈上斜型，这种 ST 段的抬高称为倾斜型升高。

（2）ST 段呈凹面向上抬高：半数以上病例在心肌梗死早期超急期 ST 段呈凹面向上抬高而不变直，且上移程度较轻，这种改变多见于 Ⅱ、Ⅲ、aVF 导联。

（3）平顶、矩型、弓背向上型抬高：随着心肌梗死的进一步发展，ST 段可呈平顶、矩型以至弓背向上型抬高。

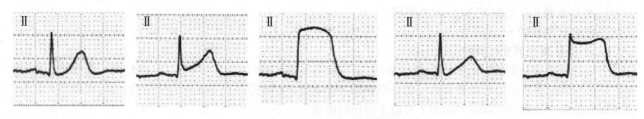

图 8-3　不同类型的 ST 段抬高

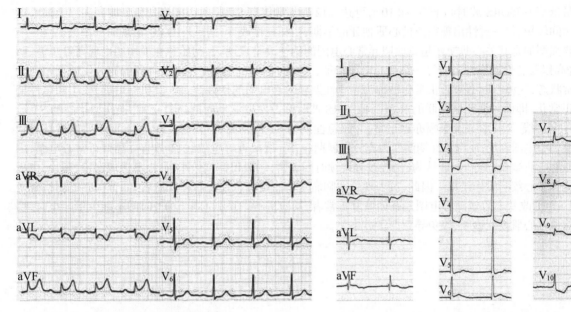

图 8-4 急性下壁心肌梗死

Ⅱ、Ⅲ、aVF 导联 ST 抬高，Ⅰ 和 aVL 导联 ST-T 改变，诊
断为急性下壁心肌梗死

图 8-5 急性后壁心肌梗死

图中所示在胸导联 V₁～V₄ 上导联 R/S 大于 1，ST 段明显压低，
T 波倒置；V₇～V₉ 导联 ST 段抬高。诊断急性后壁心肌梗死

因此，随着时间的推移，ST 段抬高的程度和形态有一定演变规律。一般在梗死发生后 1～3 小时多为倾斜型和凹面向上型抬高，3～4 小时为倾斜型和矩型抬高，4～9 小时以平顶型和弓背向上型抬高多见。由此可见，不仅 ST 段抬高有诊断意义，ST 段的形态变化在心肌梗死的早期也有一定的诊断价值。

（4）墓碑形 ST 段抬高：是急性心肌梗死早期可见的一种特殊心电图表现，其 ST 段向上凸起并快速上升，高达 0.8～1.6 mV，凸起 ST 段顶峰高于其前的 R 波，R 波矮小，通常<0.04 s。抬高的 ST 段与其后 T 波升支相融合，难以辨认单独 T 波，无 T 波倒置。

ST 段抬高一般认为是由于缺血的心肌细胞产生损伤电流导致的。

急性损伤性阻滞为心肌梗死的极早期损伤引起的心肌组织传导延缓所致。其心电图表现有：①面向梗死导联上的 R 波上升速度缓慢，致使室壁激动时间（VAT）>0.045 s；②R 波振幅增高（损伤区的延缓除极不再被对侧心室肌除极向量抵消）；③QRS 波时间增宽＞0.10 s，可达 0.12 s；④常伴有 ST 段上斜型抬高和 T 波高尖。上述心电图改变持续时间较短，仅一过性出现在急性心肌梗死的早期，当坏死性改变（病理性 Q 波）出现时即消失。

在此还要强调的是有关心肌梗死超急性期异常心电图的伪性改善表现。在初始急性损伤期出现高耸 T 波、倾斜型 ST 段升高以及急性损伤性阻滞等一系列心电图特征，在出现病理性 Q 波和 T 波倒置的充分发展期之前正好恢复到正常状态，这种心电图暂时正常化被称为超急性期异常心电图的伪性改善。其机制可能是：①超急性期心电图暂时正常化，即面对梗死区导联的 R 波降低、QRS 波时间及室壁激动时间恢复正常、损伤型抬高的 ST 段回到或接近等电位线、T 波形态及振幅亦趋正常；②超急性期的 ST 段抬高、T 波宽大直立，抵消了原有慢性冠状动脉供血不足的心电图表现；或超急性期演变为充分发展期时，ST 段接近等电位线、T 波直立酷似正常心电图，因而被误认为原有心肌缺血好转。一般认为，伪性改善持续时间短暂，一般仅持续数小时，极易造成误诊、漏诊，也极易被误认为变异性心绞痛发作结果。因此，对表现急性胸痛发作而疑有急性心肌梗死患者，如首次心电图检查正常，或在出现 ST-T 改变之后短期心电图复查而恢复正常者，均应进行一系列心电监护，时间不能少于 8 小时，切不可轻易排除急性心肌梗死诊断，以免导致严重后果。

第九章　电解质紊乱

　　生理情况下,血清电解质浓度保持相对稳定和平衡,当电解质浓度出现紊乱时(增高或降低),可影响心肌的除极、复极及传导,引起心电图表现改变,严重时可诱发致命性心律失常。常见电解质紊乱包括低钾、高钾血症及低钙、高钙血症。

一、低钾血症

　　正常血清钾浓度维持在 3.5～5.5 mmol/L,血钾<3.5 mmol/L 为低钾血症,低钾血症是最常引起心律失常的电解质紊乱。

(一)发生机制

　　1. 心肌细胞的兴奋性增高　低钾血症可降低心肌细胞膜上的钾通道对钾的通透性,致复极过程减慢,复极结束时膜电位与阈电位距离变小,心肌细胞的兴奋性增加,出现 ST 段、T 波、U 波相应改变及 QT 间期延长。

　　2. 心肌细胞的自律性增高　细胞外钾浓度降低及细胞膜对钾的通透性降低,使自律细胞最大舒张电位负值减小,除极速度加快,自律性增高,特别对快反应自律细胞的自律性明显增高,容易发生异位心律失常。

　　3. 心肌细胞的传导性降低　膜电位水平降低(绝对值减小),除极时动作电位振幅减小、速率减慢,传导性降低。

(二)心电图特点

　　典型心电图改变可出现 U 波增高(U 波振幅>0.1 mV,U 波振幅>T 波,T-U 融合、双峰),T 波低平、双向或倒置,ST 段下移>0.05 mV,QT-U 间期延长 (图 9-1、图 9-2、图 9-3)。心电图改变与低钾的程度呈正相关,血钾越低,心电图的变化越明显(图 9-4)。

(三)鉴别诊断

　　U 波增高除见于低钾血症外,还可见于脑血管意外、心动过缓、期前收缩代偿间期后、体温降低、用力呼吸及某些药物作用(如胺碘酮、奎尼丁等),需结合患者具体

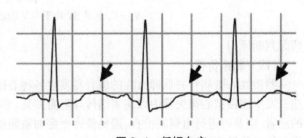

图 9-1　低钾血症
ST 段下移,T-U 呈双峰,U/T>1

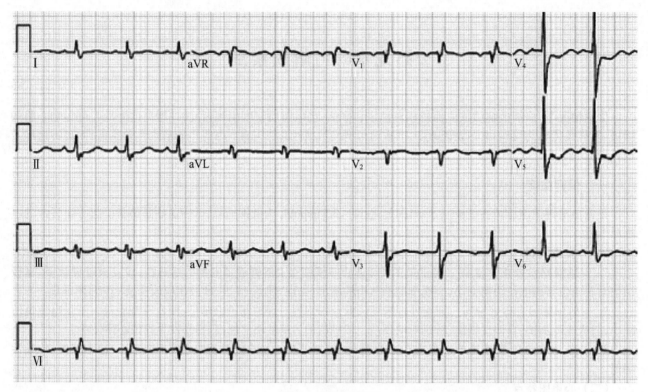

图 9-2　低钾血症

$V_4 \sim V_6$ 导联 ST 段下移＞0.05 mV，T-U 融合，QT-U 间期延长

情况判断原因。

（四）临床价值

　　器质性心脏病合并低钾血症的患者易发生各种心律失常，以室性心律失常为主（如尖端扭转型室性心动过速），发生缓慢型心律失常中以房室结传导阻滞多见。临床中遇到怀疑低钾血症（根据病史、体征）且心电图有改变的患者，应及时进行电解质检查，避免低钾血症加重而诱发致命性心律失常。纠正低钾时注意补钾速度不宜过快，避免加重除极阻滞。

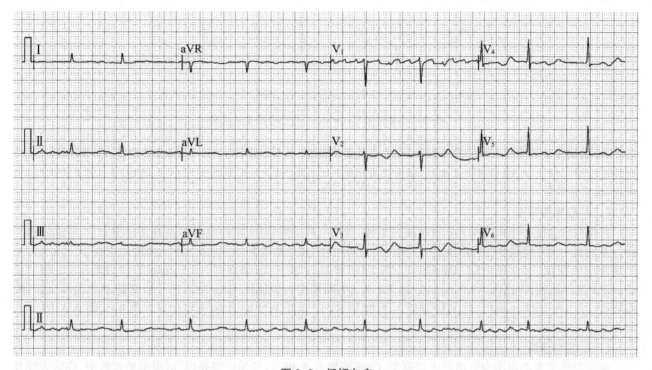

图 9-3　低钾血症

图中示:①心房颤动;②V_2~V_3 导联上 U 波明显。结合临床,考虑低钾血症

二、高钾血症

血钾浓度>5.5 mmol/L 为高钾血症,临床表现早期常无特异性,可并发心脏骤停,属于内科急症,需提高警惕,及早发现、及早治疗。

(一)发生机制

血钾浓度轻中度增高时,膜电位水平的绝对值减少,与阈电位的距离更近,心肌细胞的兴奋性增高,复极期细胞对钾的通透性增加,3 相坡度变陡,动作电位时间缩短,心电图表现为 T 波高尖,QT 间期缩短。随着血钾浓度的

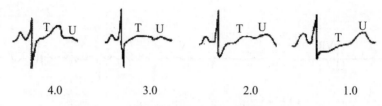

图 9-4　血钾浓度(mmol/L)与心电图变化关系

增高,心肌细胞的兴奋性开始下降,同时 0 相去极化速度降低,传导性下降,表现为 QRS 波增宽,QT 间期延长。当血钾浓度继续增高时,因心房肌受抑制,窦房结发出的冲动沿结间束经房室结穿入心室,心电图上无 P 波出现,可出现"窦室传导"。

（二）心电图特点

典型高钾血症心电图改变为帐篷状高尖 T 波,升支与降支对称(正常心电图 T 波升支缓慢上升,降支快速下降),基底部不宽。细胞外血钾浓度进一步增高时,可出现 QRS 波增宽。一般情况下当血钾浓度在以下范围时可出现相应的变化:①血钾＞5.5 mmol/L 时,QT 间期缩短,T 波高尖;②血钾＞6.5 mmol/L 时,PR 及 QT 间期延长,QRS 波群增宽;③血钾＞7.0 mmol/L 时,PR 及 QT 间期进一步延长,QRS 波群进一步增宽,P 波时间延长、振幅降低;④血钾＞8.0 mmol/L 时,R 波降低,S 波加深,ST 段压低,P 波可消失(窦室传导)(图 9-5、图 9-6、图 9-7、图 9-8)。

（三）鉴别诊断

高镁血症患者心电图也可出现 T 波高尖、QRS 波增宽及 PR 间期延长等表现,可根据患者病史、临床表现及血清学检查来鉴别。另外,血清钾测定升高而心电图无 T 波高尖等明显特征时,需考虑假性高钾血症,常见于试管内溶血。

（四）临床价值

当血钾＜7.0 mmol/L 时,临床表现以室性期前收缩和窦性心动过缓多见;血钾进一步升高时可出现房室传导阻滞和窦室传导明显增加;当血钾＞10.0 mmol/L,心室内传导阻滞严重,出现室扑和心室颤动。

三、低钙血症

在血白蛋白浓度正常的情况下,血钙浓度＜2.2 mmol/L 时称为低钙血症。低钙血症时一般很少发生心律失常。

（一）发生机制

血钙降低时心肌细胞动作电位 2 相平台期时间延长,心电图表现为 ST 段显著延长。血钙浓度降低速度越快,QT

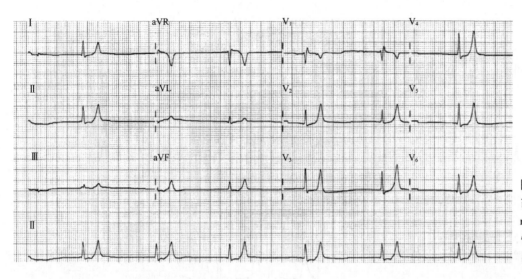

图 9-5　高钾血症

高钾血症（血清钾 8.6 mmol/L），心电图提示室性逸搏心律，P 波消失，出现帐篷样 T 波

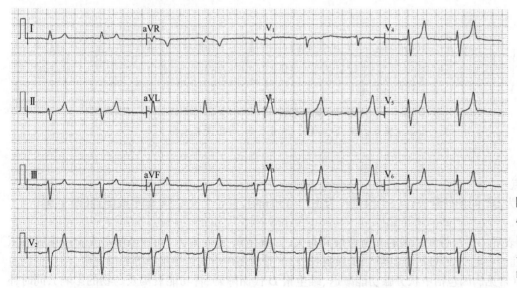

图 9-6　高钾血症

心电图显示窦性心律、电轴左偏、一度房室传导阻滞、T 波高尖，结合临床，考虑高钾血症

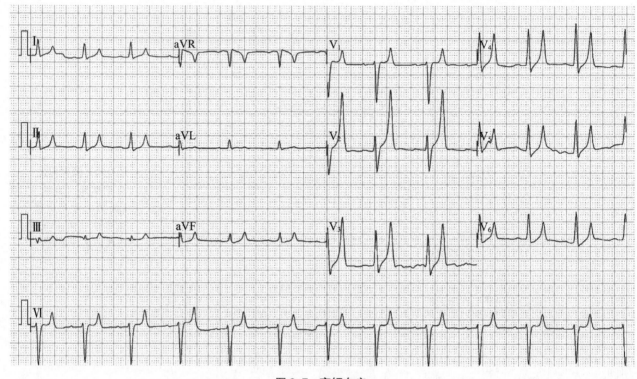

图 9-7　高钾血症

心电图显示窦性心律、T 波高尖，结合临床，考虑高钾血症

间期变化越显著。

（二）心电图特点

典型心电图改变为 QT 间期的延长，以 ST 段延长为主（>150 ms），直立 T 波变窄、低平或倒置（图 9-9）。

（三）临床价值

低钙血症的临床表现主要与神经肌肉的兴奋性增高有关，如肌痉挛、指趾麻木，面神经叩击实验或束臂加压实验可阳性。低钙血症的心电图表现除出现典型 ST 段延长外，严重者还可出现传导阻滞等心律失常。治疗低钙血症需积极纠正原发病（常见病因包括甲状旁腺功能减退、维生素 D 代谢障碍、肾功能衰竭及药物的影响），同时补

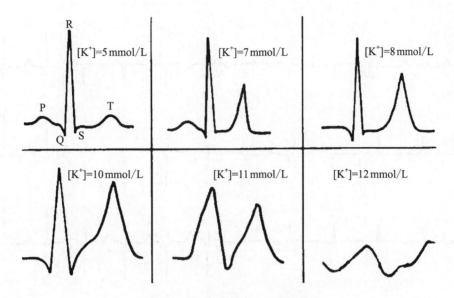

图 9-8 血钾升高水平与心电图改变

充钙剂,避免低钙危象的发生。

四、高钙血症

血清钙正常范围为 2.2～2.6 mmol/L,轻度高钙血症是指血钙在 2.75～3.0 mmol/L,当血钙>3.75 mmol/L 时,即为高钙危象,需紧急处理。临床上通常所测定的是总钙浓度,而不是离子钙,需注意影响离子钙的因素。

(一)发生机制

血钙浓度升高时其抑制钠离子内流的作用增大,阈电位上移,兴奋性降低,另外可缩短心肌细胞动作电位 2 相平台期时间,表现为 ST 段缩短或消失。复极化加快后,有效不应期和动作电位时程缩短,QT 间期缩短。

(二)心电图特点

高钙血症的典型心电图改变为 ST 段缩短或消失,QRS 波群后即出现 T 波,QT 间期缩短与 ST 段缩短或消失同步,此外还可见 T 波低平或倒置(图 9-10)。

(三)临床价值

高钙血症的临床表现常有恶心、呕吐、乏力、肌肉疲劳、嗜睡、神志不清等改变,其严重程度与血钙升高幅度和

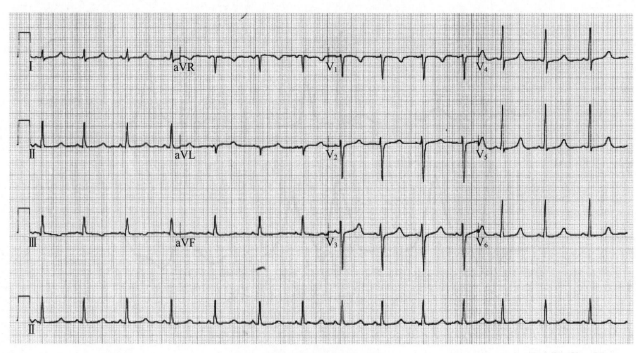

图 9-9 低钙血症

QT 间期显著延长（QTc 503 ms），ST 段延长（>150 ms）

速度有关。常见病因包括恶性肿瘤骨转移引起的骨钙释放、原发性甲状旁腺功能亢进、肾功能衰竭、静脉补钙过多过快等等。心电图表现除了典型的 ST 段缩短或消失，高钙危象时还可发生窦性停搏、窦房阻滞、期前收缩及室性心动过速、心室颤动等。

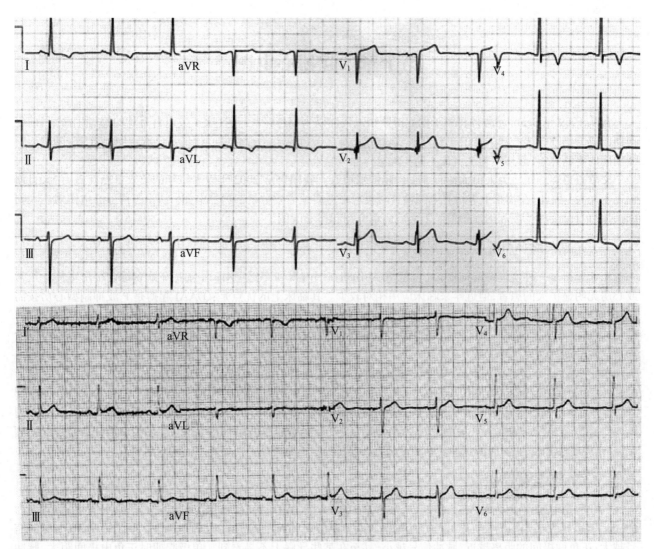

图 9-10 高钙血症

ST 段明显缩短或消失,QT 间期缩短,结合临床考虑高钙血症

第十章 起搏心电图

自从 1959 年 Senning 医师将第 1 例起搏器植入人体以来,起搏器已经挽救了数以百万计的患者生命。目前起搏器已成为治疗缓慢心律失常的主要方法,埋藏式心律转复除颤器治疗恶性心律失常已取得明显效果。随着起搏器功能的不断完善,起搏器的适应证不断扩大。

文献报道美国每百万人口大约有 571 台起搏器植入。我国自从 2002 年以来每年的植入量已突破万台,且增幅逐年加大。因此,在临床上进行心电图检查时会愈来愈多地需要分析起搏器电图。认识起搏器心电图对广大临床医生有着重要的诊断和治疗价值。下面就简单介绍起搏心电图。

一、心房起搏 (AAI)

AAI 起搏是一种生理性起搏器,20 世纪 90 年代初在国内得到广泛应用, 主要用于病窦综合征房室传导正常或心房无明显扩大的患者,但近年来临床应用相对较少。其临床上的优点是:①AAI 起搏是 P 波抑制型心房按需起搏,置入方法简单,仅需要 1 根具有感知及起搏功能的电极置入右心房,保持房室收缩生理性协调,不降低心排血量;②不引起室房传导;③心室除极程序正常;④不发生 DDD 所致的环形运动性心动过速;⑤通过程控可以治疗折返性心动过速。

由于 AAI 是心房起搏、心房感知 P 波抑制型起搏器,心电图有如下特征。①起搏脉冲信号之后紧随 1 个异形的 P 波。②起搏电极位于右心房部(右心耳),P 波形态酷似窦性 P 波。I、II、aVF、$V_3 \sim V_5$ 导联 P 波直立,aVR 导联 P 倒置。心房起搏电极脱落可致 P 波形态改变,起搏电极位于右心房下部时 II、III、aVF 导联起搏的 P 波倒置。③PR 间期与自身窦性 PR 间期相同,一般为 120~200 ms。④下传的 QRS-T 波形呈室上型。⑤窦性 P 波频率超过起搏频率后,出现窦性 P 波,心房起搏脉冲及 P 波被抑制。⑥可见房性融合波。⑦如有室性期前收缩发生,可成为插入性。

二、右心室起搏 (VVI)

VVI 起搏时起搏电极置于右心室腔内,被起搏的 QRS 波之前均有相关的起搏脉冲信号,其时间很短,宽度为 0.5 ms,但振幅大小差别很大。脉冲信号的振幅与两个电极之间的距离成正比,即正负极之间的距离越远,脉冲信号越大;正负两极间的距离越近,脉冲信号越小,甚至在某些导联上不易看到。单极起搏时正负电极间距大,脉冲信号较大,有时呈双向形态。较大的脉冲信号和电极衰减指数曲线可使 QRS 波或 ST 段变形。单极起搏时,脉冲信号的电轴取决于正极在身体内的位置,刺激信号的方向取决于脉冲发生器在体内的位置。

(一)右心室起搏心电图图形

右心室起搏心电图图形大致有以下表现。

1. 波形"正常"的右心室起搏图形 12 导联心电图类似左束支图形,QRS 电轴左偏 $-30°\sim-90°$。

2. 起搏心律的 QRS 波形变化 起搏图形由电轴左偏转为电轴正常或右偏的类似左束支阻滞图形,提示电极移位。右心室流入道起搏时 QRS 波仍类似左束支传导阻滞图形,QRS 电轴正常。

3. 心室起搏原呈左束支传导阻滞图形,后转为右束支传导阻滞图形 其原因可能是:①右束支前向阻滞,脉冲激动逆传至房室结再下传激动左束支,因左束支先除极,QRS 波群呈右束支传导阻滞图形;②电极穿过室间隔进入左心室起搏,QRS 波群类似右束支传导阻滞图形;③电极误入左心室起搏。

左心室起搏者少见,QRS-T 波形类似右束支传导阻滞。

(二)右心室流出道起搏的心电图特征

右心室流出道(RVOT)是相对较大的区域,可分为游离壁和间隔部。

1. 心室间隔部起搏 Ⅰ 导联 QRS 形态多变,aVL 导联主要呈 QS 波,$QRS_I/QRS_{aVL}<1$。

2. 右心室游离壁起搏 Ⅰ 导联主要是 R 型,aVL 导联 QRS 形态多变,$QRS_I/QRS_{aVL}>1$。

三、双腔起搏 (DDD)

双腔起搏器功能不断完善,双腔起搏心电图变得越来越复杂,起搏心电图分析和解释日趋困难。分析每一例双腔起搏心电图时,必须重温双腔起搏的各种定时周期和数据。

DDD 起搏器可根据自身节律、PR 间期及起搏的逸搏频率和 AV 延迟,自动地以 AAI、VDD、VAT、DDI 及被抑制的不同起搏方式进行工作。不论起搏方式如何变化,始终保持良好房室同步性,维持了有效的血液循环。

根据起搏心腔不同可分为 AAIR、VVIR、DDDR、VDDR 起搏器。频率应答起搏器心电图图形与一般起搏心电图图形基本相同。AAIR 起搏在脉冲信号后紧随 1 个 P 波。VVIR 起搏器的起搏脉冲后面紧随 1 个 QRS 波群,随运动而有一定的频率动态变化,休息时起搏频率降至基础频率。上限频率是剧烈运动时起搏器可达到最高起搏频率的上限,可经运动心电图或动态心电图观察到。

四、起搏器相关性心律失常

此外,我们在阅读起搏器心电图时还需要注意有关与起搏器有关的心律失常。在应用起搏器的患者中,可以观察到几乎所有类型的心律失常。

(一)起搏器故障与心律失常

引起起搏器系统故障的原因主要有电极移位、导线断裂、起搏阈值改变、电池耗竭、脉冲发生器电子元件失灵等，表现为不起搏、起搏频率改变和起搏器特殊功能的丧失等。

1. 不起搏　仅有起搏脉冲信号，无后继的 P 或 QRS 波群。在植入起搏器后的头几天，因起搏电极处心肌组织水肿、炎症等可使起搏阈值增高、电阻增大。经过药物治疗，炎症消退以后恢复正常起搏功能。

2. 间期起搏　见于电极漂移，特别是心腔扩大的患者易发生间期起搏。这种间期起搏的周期较长而无逸搏发生时，患者可有头晕或眩晕等症状。

3. 感知功能障碍

（1）感知功能低下：感知功能丧失，表现为自身的 P 波或 QRS 波之后仍出现提早的起搏的 P 波或 QRS 波群，产生人工起搏器诱发的房性期前收缩及室性期前收缩。其原因是起搏电极电阻增大、感知心腔电位波幅显著减小以致不能感知、自身心搏的 QRS 波振幅减小、血钾升高及抗心律失常药物的毒性反应等。

（2）感知过度：表现为自动起搏脉冲信号的周期不规则地延长，原因多是肌电干扰或外来电磁波的干扰，也可以见于 VVI 起搏感知 T 波、P 波等，AAI 起搏时感知 QRS 波群等。

4. 起搏频率改变　电池耗竭或电子元件失灵可表现为起搏频率减慢、增快或变为不规则。

（二）竞争性心律失常

1. 竞争性房室脱节　自身心律的激动控制心房，起搏器控制心室，形成不完全性及完全性房室脱节，这种情况在高度以上房室传导阻滞患者中很常见。

2. 竞争性心房脱节　自身心律的激动与心房起搏或心室起搏器发放的刺激连续激动心房，所形成一系列房性融合波。

3. 竞争性心室内脱节　窦性心率与 VVI 起搏频率相等或近乎相等时，两者的激动在心室内相互干扰，形成一系列室性融合波。

（三）起搏器诱发的心律失常

1. 反复搏动　房室结双径路患者安装起搏器以后可以出现房性或室性反复搏动。房性反复搏动见于 AAI 起搏，表现为 P-QRS-逆行 P 序列。室性反复搏动常见于 VVI 起搏，表现心室起搏的 QRS-逆行 P-室上性 QRS 序列。

2. 房室结内折返性心动过速　VVI 起搏时，激动可沿着房室结一条径路逆传心房，再沿另一径路下传心室，完成一次折返，持续性折返将形成房室结内折返性心动过速。

3. 房室反复搏动及房室反复性心动过速　VVI 起搏时，来自心室端的激动可沿正常径路逆传心房，也可经旁道逆传心房，形成前传型及逆传型房室反复搏动或房室反复性心动过速。此种心律失常少见。

4. 心房扑动或心房颤动　VVI 起搏可诱发心房扑动及心房颤动。心室起搏的激动逆行传入心房，落入心房肌易颤期，触发了心房颤动。

（四）起搏器伴发的心律失常

这类心律失常与起搏器无直接关系，但起搏器可促使心律失常发生。

第三部分

实践与提高

第十一章　心电图实例分析

实例 1

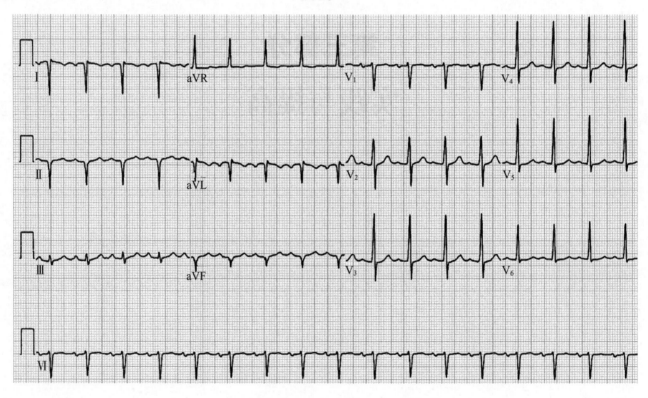

心电图诊断:窦性心动过速;高侧壁＋下壁心肌梗死;电轴右偏。

心电图特点:心率107次/分钟,PR间期180 ms,QRS波时限80 ms,Ⅰ导联QRS波主波呈负向,Ⅲ导联QRS波主波向上,提示电轴右偏。Ⅰ、aVL、Ⅱ、aVF见异常Q波(振幅≥1/4R,时间≥0.04s),提示高侧壁、下壁心肌梗死可能。

分析:诊断窦性P波的基本条件:①Ⅰ、Ⅱ、aVF、V₄~V₆导联P波直立,aVR导联P波倒置;②PR间期大于120 ms。长RP间期心动过速可见于窦性心动过速、房性心动过速、快慢型房室结折返性心动过速等,需注意鉴别。

异常Q波形成机制:梗死心肌丧失了电活动,不再产生心电向量,而其余正常心肌照常除极,从而产生一个与梗死部位相反的向量,使面向坏死区的导联出现异常Q波或QS波。Ⅰ、aVL导联出现异常Q波,提示高侧壁心肌梗死;Ⅱ、Ⅲ、aVF导联出现异常Q波,提示下壁心肌梗死。

实例 2

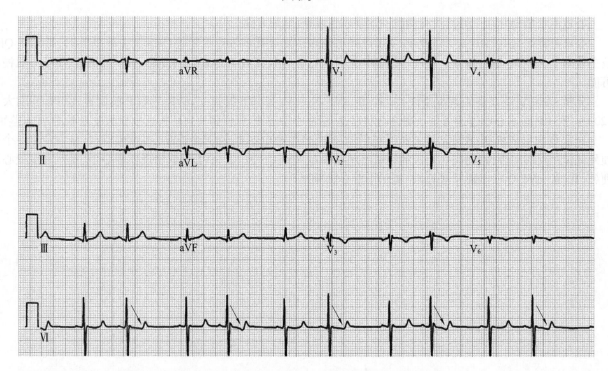

心电图诊断:窦性心律;房性期前收缩;电轴右偏,逆钟向转位;胸导联 R 波递增不良。

心电图特点:心率 70 次 / 分钟,PR 间期 140 ms,QRS 波时限 120 ms,QRS 电轴右偏。I 导联 QRS 波主波呈负向,III 导联 QRS 波主波向上,提示电轴右偏。V_1 导联见房性期前收缩三联律(伴期前收缩未下传)。胸导联 V_1～V_6 导联 R 波振幅逐渐降低,提示 R 波递增不良。

分析:V_1 导联可见房性期前收缩三联律。房性期前收缩三联律是指每两个窦性 P 波后出现房性期前收缩 P′ 波。该图 P′ 波隐匿于 T 波中(上图箭头所示),须仔细对比 T 波形态。因房性期前收缩发生较早,当激动下传到房室交界区时,该区处于绝对不应期,激动不能下传,故 P′ 波后无 QRS–T 波。胸导联 R 波振幅从 V_1～V_6 逐渐降低,提示 R 波递增不良,要怀疑前壁心肌梗死可能。

实例 3

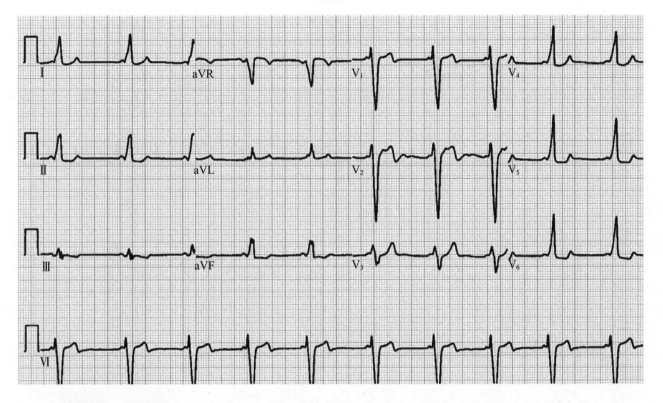

心电图诊断：心室预激。

　　心电图特点：心率 64 次 / 分钟，PR 间期 80 ms，QRS 波时限 170 ms，PR 间期缩短，QRS 波增宽，起始部可见 delta 波。V_1、V_2 导联 T 波呈负正双向。

　　分析：经典预激综合征心电图特点：①PR 间期缩短，小于 0.12 s；②QRS 增宽，大于 0.12 s；③QRS 起始部见 delta 波；④继发性 ST-T 改变。当具有这种典型的心电图，同时又有室上性心动过速时，称为预激综合征；当只有预激心电图而没有室上性心动过速时，称为心室预激。

实例 4

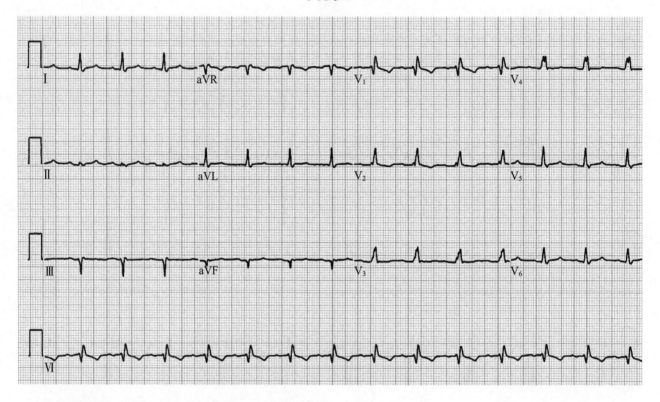

心电图诊断:完全性右束支传导阻滞＋左前分支阻滞。

　　心电图特点:心率 92 次 / 分钟,PR 间期 180 ms,QRS 波时限 130 ms;Ⅰ导联 QRS 波主波呈正向,Ⅲ导联 QRS 波主波负向,提示电轴左偏;QRS 波群大于 0.12 ms,V₁ 导联呈 rsR'型,Ⅰ、aVL、V₅、V₆ 导联呈 Rs 型,QRS 终末部分宽顿。

　　分析:右束支传导阻滞时,QRS 波的初始向量是正常的,心室除极仍始于室间隔,自左向右除极,通过浦肯野纤维激动左心室,之后缓慢地经心室肌传导激动右心室。因此 QRS 波群前半部分接近正常,V₁ 前半部分为 rS 波,V₅、V₆ 前半部分表现为 R 波或 qR 波。后半部分向量指向右前方,在 V₁ 导联上表现为 R,V₅、V₆ 则产生宽顿的 S波。综上所述,右束支阻滞时 V₁ 导联的 QRS 波群表现为 rsR',V₅、V₆ 导联的 QRS 波群呈 qRS 波群或 RS 波群。由于本图存在电轴左偏,结合肢导联图形诊断合并有左前分支阻滞。

实例 5

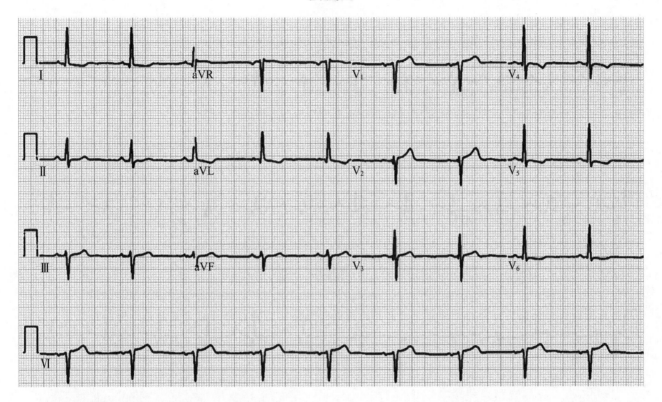

心电图诊断:左前分支阻滞;ST-T 改变。

心电图特点:心率 60 次 / 分钟,PR 间期 180 ms,QRS 波时限 80 ms;Ⅰ导联 QRS 波主波呈正向,Ⅲ导联 QRS 波主波负向,提示电轴左偏;Ⅱ、Ⅲ、aVF 导联 QRS 波呈 rS 型,Ⅲ导联 S 波大于Ⅱ导联 S 波,Ⅰ、aVL 导联呈 qR 型;Ⅰ、aVL、V₄~V₆ 导联 T 波低平或倒置。

分析:左前分支阻滞时,激动沿左后分支及中隔支向前传导,通过浦肯野纤维激动左前分支支配的左心室左前上方,最大 QRS 向量环指向左上方。

实例 6

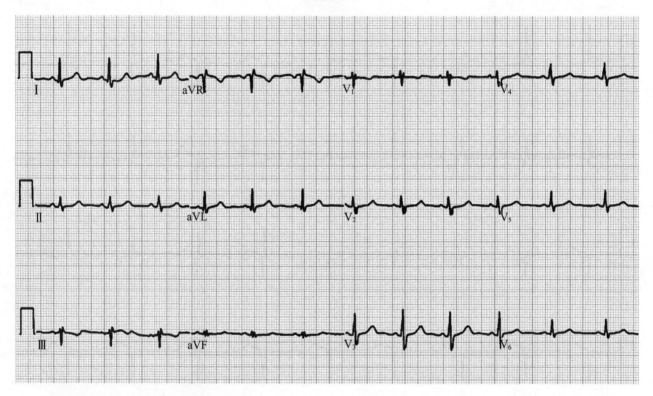

心电图诊断：窦性心律；电轴左偏；低电压。

心电图特点：心率 79 次 / 分钟；PR 间期 130 ms；QRS 波时限 90 ms。Ⅰ导联 QRS 波主波呈正向，Ⅲ导联 QRS 波主波向下，提示电轴左偏。aVF、V₁、V₂、V₆ 导联 QRS 波低电压。

分析：6 个肢体导联的 QRS 波群振幅一般不应小于 0.5 mV，胸导联 QRS 振幅（正向波与负向波的绝对值相加）一般不小于 0.8 mV，否则称为低电压。低电压可见于肺气肿、心包积液、全身水肿、肥胖等情况。

实例 7

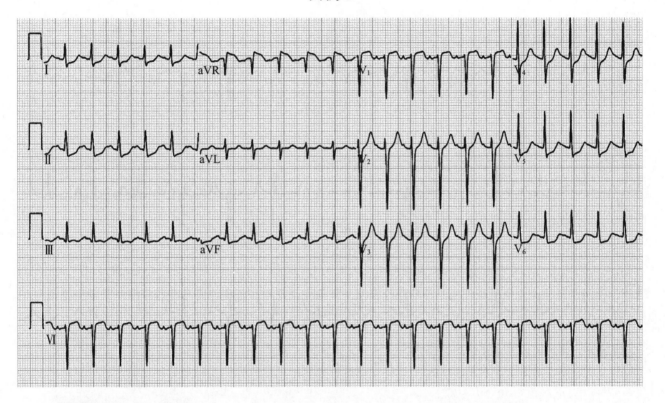

心电图诊断：房性心动过速。

心电图特点：心率 150 次 / 分钟；PR 间期 160 ms；QRS 波时限 80 ms；V_1 导联可见清晰 P′波。

分析：需注意与窦性心动过速鉴别。房性心动过速可从以下方面与窦性心动过速鉴别。①发作情况：房性心动过速发作突发突止，而窦性心动过速则较慢。如果心电图记录到心动过速发作和终止的情况则有利于鉴别。通常由房性期前收缩诱导的心动过速肯定是房性心动过速。②P 波形态：窦性 P 波在 Ⅰ 和 Ⅱ 导联上 P 波直立，aVR 导联 P 波倒置；但当房性期前收缩源于窦房结附近时，房性 P′波的形态常于窦性 P 波相似，此时鉴别较难。③心动过速的频率：因房性心动过速与窦性心动过速在发作频率上有重叠，所以频率标准有时候并不可靠。

实例 8

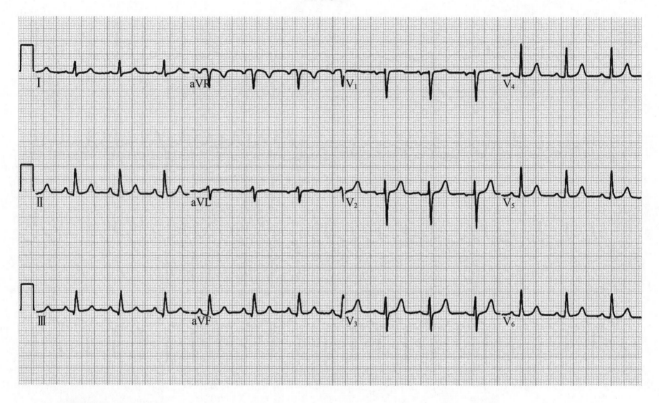

心电图诊断：窦性心律。

心电图特点：心率 88 次 / 分钟；PR 间期 180 ms；QRS 波时限 80 ms；QRS 波电轴正常。

分析：窦性 P 波的特点是在 Ⅰ 和 Ⅱ 导联上 P 波直立，aVR 导联上 P 波倒置。本图显示正常频率（60～100 次 /分钟），P 波形态与窦律时相似。因此，本图为正常心电图。

实例 9

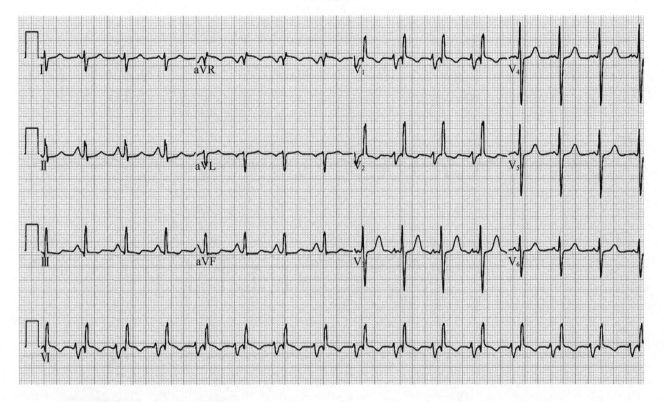

心电图诊断：窦性心律；左心房肥大。

心电图特点：心率 97 次/分钟；PR 间期 160 ms；QRS 波时限 90 ms；Ⅲ 导联 QRS 波主波呈正向，Ⅰ 导联 QRS 波主波向下，提示电轴右偏。V_1、V_2 导联 P 波呈正负双向，$Ptf_{V_1} \geqslant 0.04$ mm·s。

分析：正常情况下右心房先除极，左心房后除极，所以当左心房增大时，表现为心房除极时间延长。本例心电图 V_1 导联上 P 波呈先正后负，P 波终末电势（Ptf_{V_1}，即 V_1 导联负向 P 波的时间乘以负向 P 波振幅）$\geqslant 0.04$ mm·s。

实例 10

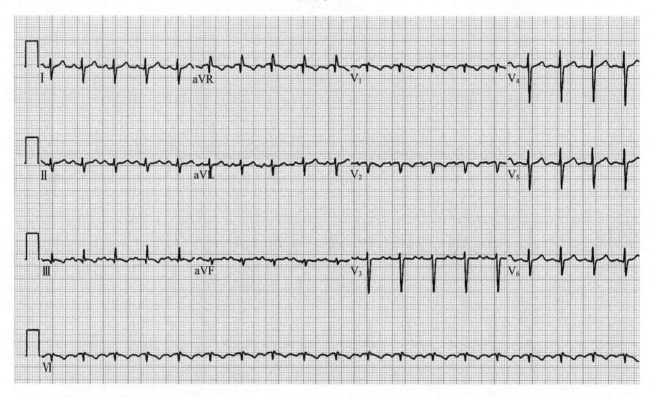

心电图诊断：窦性心动过速。

心电图特点：心率 133 次 / 分钟；PR 间期 130 ms；QRS 波时限 90 ms；Ⅰ 导联 QRS 波主波呈负向，Ⅲ 导联 QRS 波主波向上，提示电轴右偏。Ⅰ、Ⅱ、aVF、V₄～V₆ 导联 P 波直立，aVR 导联 P 波倒置。

分析：诊断窦性心动过速时需要与房性心动过速进行鉴别。①发作时的病史有帮助，如房性心动过速发作的特点是突发突止，而窦性心动过速则起病和终止有渐变过程。②如心动过速时 P′波形态与房性期前收缩形态一致，则考虑房性心动过速的诊断。③P 波形态和 PR 间期符合窦性心律，如窦性 P 波的特征是 Ⅰ 和 Ⅱ 导联上 P 波直立、aVR 导联上 P 波倒置，则考虑为窦性心动过速。④心动过速的频率并不能作为鉴别的主要依据。

实例 11

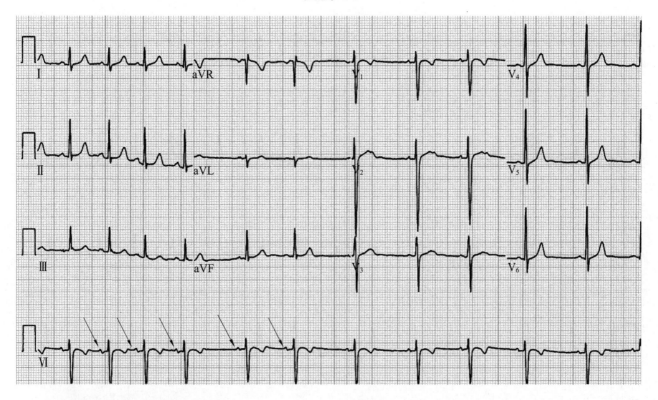

心电图诊断:短阵房性心动过速。

心电图特点:心率 70 次 / 分钟;PR 间期 150 ms;QRS 波时限 100 ms;V$_1$ 导联见短阵房性心动过速及房性期前收缩。

分析:在 V$_1$ 导联上可见房性期前收缩 P′波,呈正负双向(短箭头),与窦性 P 波形态不同(长箭头),且与短阵心动过速的 P′相似,同时 PR 间期为 0.14 s,结合本图特征,支持房性心动过速的诊断。

实例 12

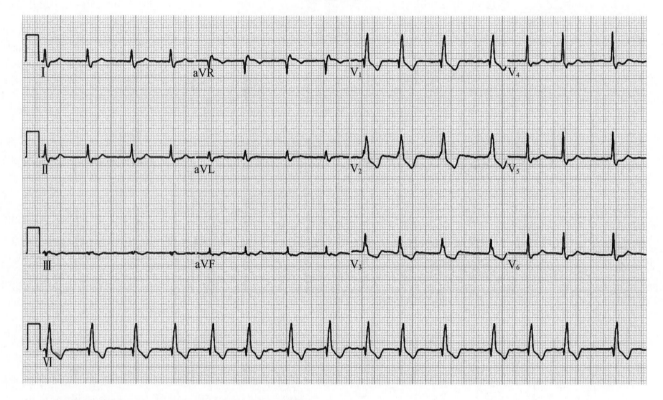

心电图诊断:心房颤动,完全性右束支传导阻滞。

心电图特点:心率 100 次 / 分钟左右,QRS 波时限 0.13 s;P 波消失;RR 间期不等。

分析:P 波消失由 f 波取代,RR 间期绝对不等,如结合临床病史及体检结果(符合心房颤动特征),本图考虑心房颤动诊断。在临床实际中有一部分心房颤动患者的体表心电图上看不到 f 波,有学者将之称为隐匿性心房颤动,该类患者须结合心电图和病史才能诊断。

实例 13

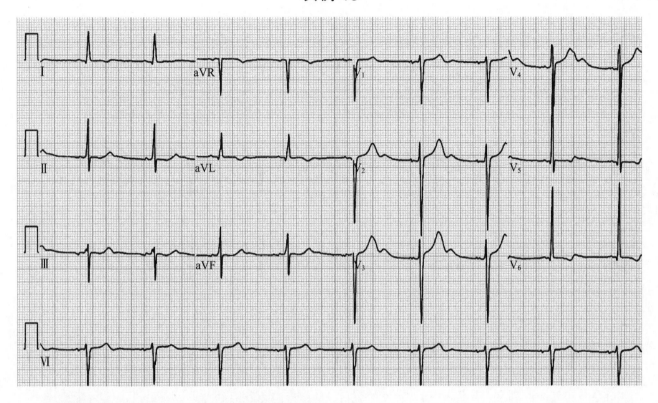

心电图诊断：窦性心律；左心室肥大伴劳损；U 波。

心电图特点：心率 58 次 / 分钟；PR 间期 160 ms；QRS 波时限 100 ms；I 导联 QRS 波主波呈正向，III 导联 QRS 波主波向下，提示电轴左偏；V_1、V_2、V_3、V_4 导联 T 波后可见 U 波。

分析：在 T 波之后 0.02～0.04 s 出现的振幅很低的波称为 U 波，代表心室后继电位，U 波明显增高多见于血钾过低。QRS 波 I 导联正向、III 导联主波向下，提示电轴左偏，结合 V_1 导联上 S 波＋V_5 导联上 R 波≥4.0 mV，并伴有左胸导联上 ST-T 继发性改变，考虑合并有左心室肥大伴劳损的诊断。

实例 14

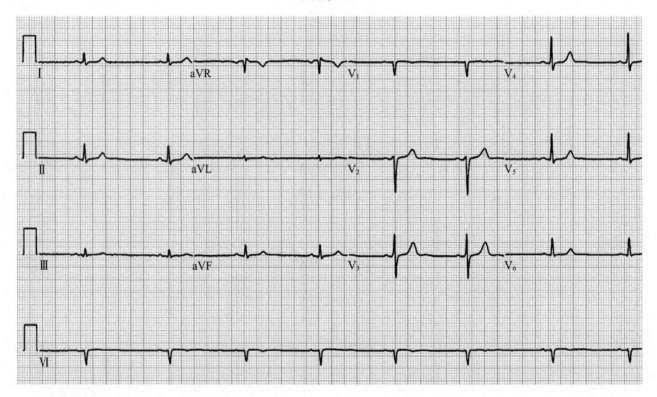

心电图诊断:窦性心动过缓;低电压。

心电图特点:心率 52 次 / 分钟,PR 间期 160 ms,QRS 波时限 80 ms,肢导联 QRS 波群振幅低,符合低电压表现。

分析:6 个肢体导联的 QRS 波群振幅一般不应小于 0.5 mV,胸导联 QRS 振幅(正向波与负向波的绝对值相加)一般不小于 0.8 mV,否则称为低电压。低电压可见于肺气肿、心包积液、全身水肿、肥胖等情况。

实例 15

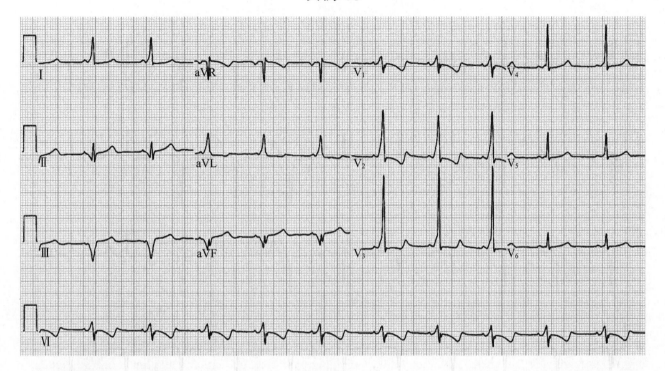

心电图诊断：心室预激。

心电图特点：心率 70 次 / 分钟；PR 间期 80 ms；QRS 波时限 130 ms。I 导联 QRS 波主波呈正向，Ⅲ导联 QRS 波主波向下，提示电轴左偏。QRS 波增宽，起始部可见 delta 波。V_1、V_2 导联 T 波呈负正双向。

分析：预激综合征心电图特征：①PR 间期缩短，小于 0.12 s；②QRS 波群增宽，时限大于 0.12 s；③QRS 波群起始部见 δ 波；④继发性 ST-T 改变。

实例 16

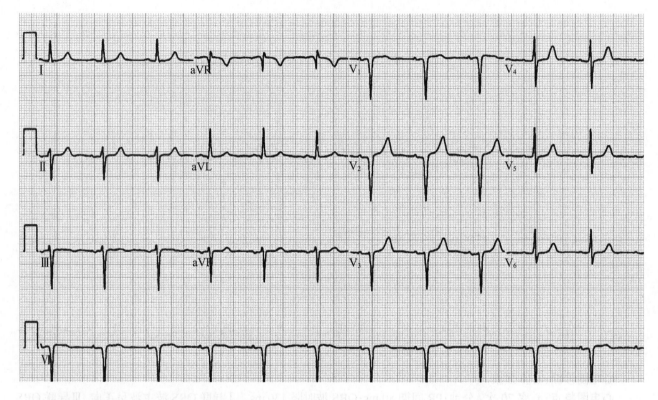

心电图诊断：左前分支阻滞；陈旧性前间壁心肌梗死。

心电图特点：心率 71 次 / 分钟，PR 间期 160 ms，QRS 波时限 80 ms。I 导联 QRS 波主波呈正向，III 导联 QRS 波主波向下，提示电轴左偏。II、III、aVF 导联 QRS 波呈 rS 型，III 导联 S 波大于 II 导联 S 波，aVL 导联呈 qR 型，aVL 导联的 R 波大于 I 导联的 R 波，V₁ 和 V₂ 导联可见 QS 波。

分析：左前分支阻滞时，激动沿左后分支及中隔支向前传导，通过浦肯野纤维激动左前分支支配的左心室左前上方，最大 QRS 向量环指向左上方。异常 Q 波形成机制：梗死心肌丧失了电活动，不再产生心电向量，而其余正常心肌照常除极，从而产生一个与梗死部位相反的向量，使面向坏死区的导联出现异常 Q 波或 QS 波。V₁ 和 V₂ 导联上可见 QS 波，提示前间壁陈旧性心肌梗死。

实例 17

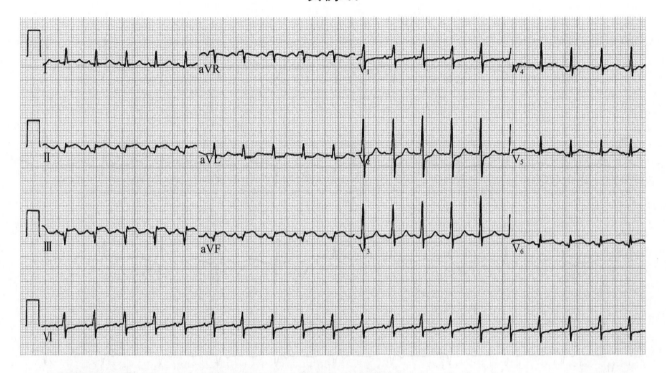

心电图诊断:窦性心动过速;下壁心肌梗死;胸导联 R 波递增不良。

心电图特点:心率 136 次 / 分钟;PR 间期 0.14 s;QRS 波时限 0.10 s。Ⅰ导联 QRS 波主波呈正向,Ⅲ导联 QRS 波主波向下,提示电轴左偏。胸导联可见 R 波递增不良。Ⅱ、Ⅲ、aVF 导联可见 ST 段弓背向上抬高。

分析:正常心电图时,R 波振幅从 V_1 到 V_5 逐渐升高,当 R 波的这种振幅变化消失时,称为 R 波递增不良。R 波递增不良是等位性 Q 波表现之一。病理性 Q 波的出现与心肌梗死的面积、深度等因素有关。在不典型的心肌梗死心电图时可不出现 Q 波,而表现为 R 波振幅降低。有文献报道约 1/3 的陈旧性前壁心肌梗死患者体表心电图可有 R 波递增不良的表现。R 波递增不良时提示有陈旧性前壁心肌梗死可能。但要注意 R 波递增不良也可见于心室肥厚、束支传导阻滞、电极放置错误等情况。

实例 18

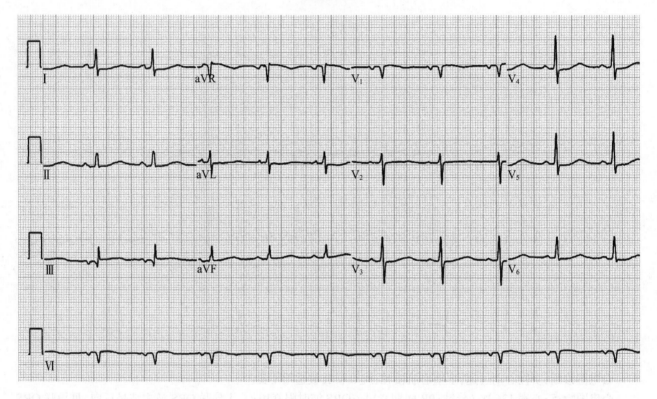

心电图诊断:窦性心律;QT 间期延长。

心电图特点:心率 63 次 / 分钟,PR 间期 180 ms,QRS 波时间 70 ms;Ⅱ导联 P 波正立,aVR 导联 P 波倒置;PR 间期正常;Ⅲ导联病理性"Q"波,电压正常范围;正常 ST-T。

心电图解析:窦房结位于右心房上部,窦房结所触发的心房除极产生 P 波;P 波除极的方向是向下、向左,因此Ⅰ和Ⅱ导联 P 波直立,aVR 导联则向下,符合窦性 P 波特征。QT 间期指 QRS 波群的起点至 T 波终点的间距,代表心室肌除极和复极全过程所需的时间。QT 间期长短与心率的快慢密切相关,心率越快,QT 间期越短,反之则越长。心率在 60~100 次 / 分钟时,QT 间期的正常范围为 0.32~0.44 s。由于 QT 间期受心率的影响很大,所以常用校正的 QT 间期(QTc),通常采用 Bazett 公式计算:$QTc=QT\sqrt{RR}$。QTc 就是 RR 间期为 1s(心率 60 次 / 分钟)时的 QT 间期。一般将 QTc 的正常上限值定为 0.44 s,超过此时限即认为 QT 间期延长。一般女性的 QT 间期较男性略长。QT 间期另一个特点是不同导联之间 QT 间期存在一定的差异,正常人不同导联间 QT 间期差异最大可达 50 ms,以 V_2、V_3 导联 QT 间期最长。QT 间期延长时各种抗心律失常药物需慎用,有发生 R-on-T 的风险,应警惕尖端扭转型室性心动过速。

关于 Q 波:除 aVR 导联外,正常人的 Q 波有 2 个特点:①时间小于 0.04 s,②振幅小于同导联中 R 波的 1/4。如不符合以上 2 条正常标准则为"病理性 Q 波",提示心肌梗死可能,但其心电图诊断也有 2 个特点:①同区域对应多导联变化;②早期可出现动态演变过程。本心电图下壁导联(Ⅱ、Ⅲ、aVF 导联)中仅有Ⅲ导联有变化,意义不大。临床上,多数"肥胖"患者易出现Ⅲ导联病理性 Q 波,因为其膈肌上抬、心脏横位,早期心室间隔除极方向较体形均匀患者略偏左,与Ⅲ导联方向夹角>90°,故易出现 Q 波;往往通过"吸屏"等动作可以消除,有助于判断。

实例 19

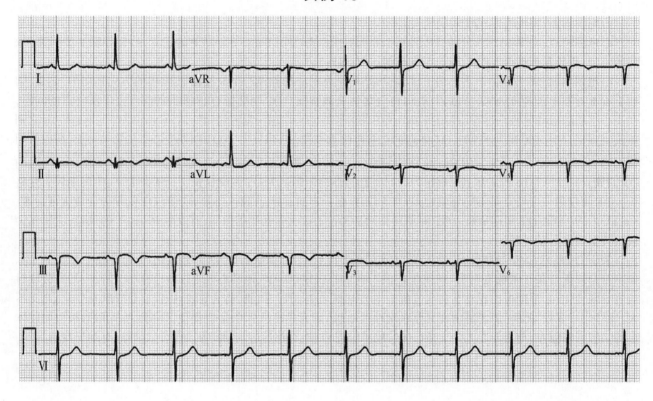

心电图诊断:陈旧性下壁和前壁心肌梗死。

心电图特点:心率66次/分钟;PR间期120 ms;QRS波时间80 ms;QT/QTc间期380/398 ms。Ⅰ和Ⅱ导联P波正立,aVR导联P波倒置;PR间期正常;Ⅱ、Ⅲ、aVF导联病理性"Q"波,胸导联QRS波群R波递增不良。

心电图解析:由于供血所致心肌细胞变性、坏死,坏死的心肌细胞丧失了电活动,该部位心肌不再产生心电向量,而正常健康心肌仍照常除极,致使产生一个与梗死部位相反的综合向量(图11-1)。由于心肌梗死主要发生于室间隔或左心室壁心肌,往往引起始0.03~0.04 s除极向量背离坏死区,所以"坏死型"图形改变主要表现为2种类型。

1. 面向坏死区的导联出现异常Q波 ①在原先无Q波的导联出现异常Q波(Q/R>1/4,Q波时限0.04 s);②在不应该出现q波的导联上出现了q波;③原来正常范围的q波转变成异常Q波。若在Q波或Qs波上出现切迹,则更能确定为异常Q波。

2. 出现等位性Q波 临床上由于心肌梗死的面积较小,尚无异常Q波或虽未形成典型的坏死性Q波,但出现一些与坏死性Q波意义类似的心电图改变时,称为"等位性Q波"。等位性Q波常见的表现类型有:①q波:胸前导联q波达不到异常Q波的诊断标准,但宽于或深于下一个胸前导联的q波,如qV₃>qV₄;②进展型Q波:同一患者在相同体位条件下,Q波出现进行性的增宽和加深,或在原先无Q波的导联上出现新的q波;③存在q波区:q波区是指面向坏死区的胸前导联的周围(上下或左右)均可记录到Q波的区域;④QRS波群起始部有切迹或顿挫,在QRS波群起始0.04s内,梗死区导联的R波出现切迹或顿挫,其与小面积梗死有关,形成机制与q波相同;⑤R波丢失:指因心肌梗死引起相关导联的R波振幅减低。可表现在V₁~V₄导联上R波递增不良,或在两个连续导联间R波振幅相差>50%,或在同一导联的R波在不同次的心电图记录中呈进行性降低。

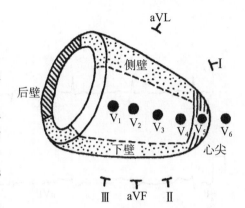

图11-1 心肌梗死定位(1)

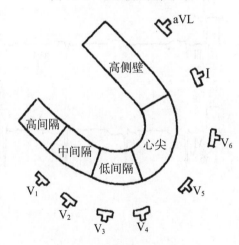

图11-2 心肌梗死定位(2)

心肌梗死的定位可以根据圆锥状左心室的三个大面来分类,即分为前壁、下壁和后壁(图11-1、图11-2)。前壁心肌梗死:V₁~V₆、Ⅰ、aVL导联;下壁心肌梗死:Ⅱ、Ⅲ、aVF导联;后壁心肌梗死:V₇、V₈导联(或V₁~V₃导联高R)。

实例 20

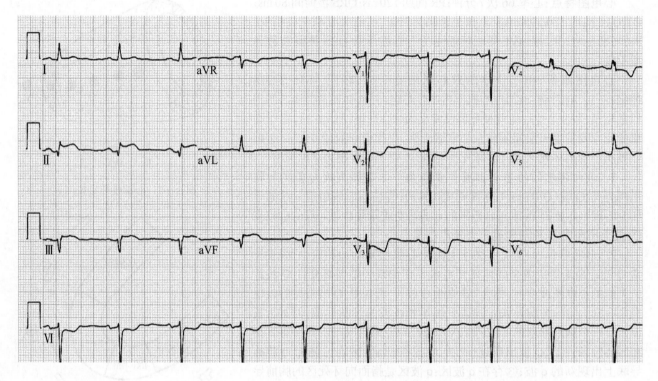

心电图诊断：急性下壁＋前壁心肌梗死。

心电图特点：心率 66 次／分钟，PR 间期 120 ms，QRS 波时间 80 ms，QT/QTc 间期 380/398 ms。Ⅰ、Ⅱ 导联 P 波正立，aVR 导联 P 波倒置；PR 间期正常；QRS 波时限＜0.12 s，电轴左偏；Ⅱ、Ⅲ、aVF、V₅、V₆ 导联继发 ST 段抬高，V₁～V₄ 导联 ST-T 改变。

心电图解析：

1. 绝大多数心肌梗死是冠状动脉在粥样硬化基础上发生完全性或不完全性闭塞所致，属于冠心病的严重类型。冠状动脉发生闭塞后，随着时间的推移在心电图上可先后出现缺血、损伤和坏死 3 种类型的图形。

（1）缺血型改变：冠状动脉急性闭塞后，最早出现的变化是缺血性 T 波改变。通常缺血最早出现在心内膜下肌层，使对向缺血区的导联出现高而直立的 T 波。若缺血发生在心外膜下肌层，则面向缺血区的导联出现 T 波倒置（图 11-3）。

（2）损伤型改变：随着缺血时间延长，缺血程度进一步加重，就会出现损伤型图形改变，主要表现为面向损伤心肌的导联出现 ST 段抬高（图 11-4）。

（3）坏死型改变：更进一步的缺血导致细胞变性、坏死，坏死的心肌细胞丧失了电活动，该部位心肌不再产生心电向量，而正常健康心肌仍照常除极，致使产生一个与梗死部位相反的综合向量。

2. 急性心肌梗死发生后，心电图的变化

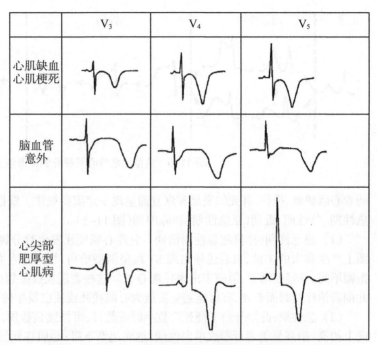

图 11-3 临床上 3 种原因引起的显著 T 波倒置的心电图

脑血管意外可引起宽而深的倒置 T 波，常伴显著的 QT 间期延长；心尖部肥厚型心肌病引起的 T 波深倒置有时易误认为是心肌缺血或心肌梗死

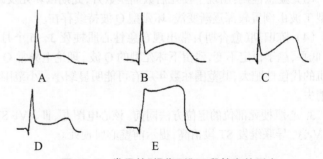

图 11-4 常见的"损伤型"ST 段抬高的形态

A. 平抬型；B. 弓背型；C. 上斜型；D. 凹面向上型；E. 单向曲线型

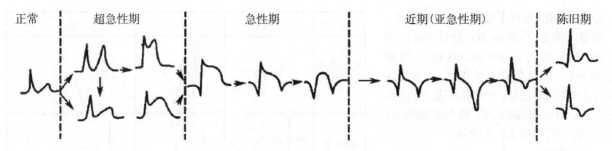

图 11-5　典型的急性心肌梗死的图形演变过程及分期

随着心肌缺血、损伤、坏死的发展和恢复而呈现一定演变规律。根据心电图图形的演变过程和演变时间可分为超急性期、急性期、近期（亚急性期）和陈旧期（图 11-5）。

（1）超急性期（亦称超急性损伤期）：急性心肌梗死发生数分钟后，首先出现短暂的心内膜下心肌缺血，心电图上产生高大的 T 波，以后迅速出现 ST 段呈斜型抬高，与高耸直立 T 波相连。由于急性损伤性阻滞，可见 QRS 振幅增高，并轻度增宽，但尚未出现异常 Q 波。这些表现仅持续数小时，临床上多因持续时间太短而不易记录到。此期若治疗及时而有效，有可能避免发展为心肌梗死或使已发生梗死的范围趋于缩小。

（2）急性期：此期开始于梗死后数小时或数日，可持续到数周，心电图呈现一个动态演变过程。ST 段呈弓背向上抬高，抬高显著者可形成单向曲线，继而逐渐下降；心肌坏死导致面向坏死区导联的 R 波振幅降低或丢失，出现异常 Q 波或 QS 波；T 波由直立开始倒置，并逐渐加深。坏死型的 Q 波、损伤型的 ST 段抬高和缺血型的 T 波倒置在此期内可同时并存。

（3）亚急性期：出现于梗死后数周至数月，此期以坏死及缺血图形为主要特征。抬高的 ST 段恢复至基线，缺血型 T 波由倒置较深逐渐变浅，坏死型 Q 波持续存在。

（4）陈旧期（愈合期）：常出现在急性心肌梗死 3～6 个月之后或更久，ST 段和 T 波恢复正常或 T 波持续倒置、低平，趋于恒定不变，残留下坏死型的 Q 波。理论上异常 Q 波将持续存在终生。但随着瘢痕组织的缩小和周围心肌的代偿性肥大，其范围在数年后有可能明显缩小。小范围梗死的图形改变有可能变得很不典型，异常 Q 波甚至消失。

3. 心肌梗死部位的定位方法同前。该心电图 Ⅱ、Ⅲ、aVF ST 段抬高，提示下壁心肌梗死，V_1～V_4 导联 ST-T 改变，V_5、V_6 导联继发 ST 段抬高，提示前壁心肌梗死。

实例 21

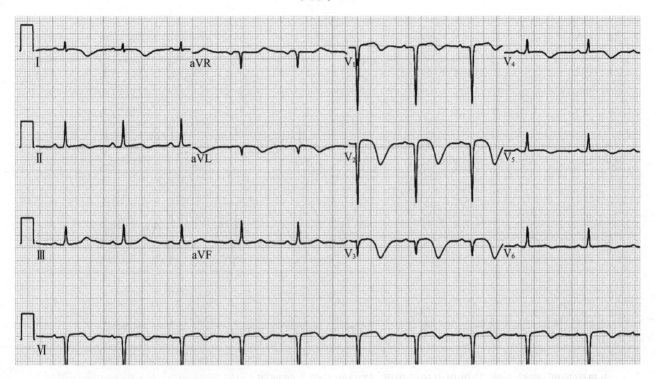

心电图诊断:窦性心律;陈旧性前间壁心肌梗死。

心电图特点:心率 71 次 / 分钟,PR 间期 160 ms,QRS 波时间 80 ms,QT/QTc 间期 380/398 ms。Ⅰ、Ⅱ导联 P 波正立 , aVR 导联 P 波倒置;QRS 波时限＜0.12 s,V_1～V_3导联 QRS 波群呈 QS 型伴 ST-T 改变。

心电图解析:心肌梗死陈旧期(愈合期)常出现在急性心肌梗死 3～6 个月之后或更久,ST 段和 T 波恢复正常或 T 波持续倒置、低平,趋于恒定不变,残留下坏死型的 Q 波。理论上异常 Q 将持续存在终生。但随着瘢痕组织的缩小和周围心肌的代偿性肥大, 其范围在数年后有可能明显缩小。小范围梗死的图形改变有可能变得很不典型,异常 Q 波甚至消失。该心电图除 V_1～V_3 导联 QRS 波群呈 QS 型伴 ST-T 改变外,其他相关导联未见明显急性损伤及坏死型心电图表现。

心肌梗死部位的定位方法同前。该心电图 V_1～V_3 导联 ST-T 改变,提示定位于前间壁心肌梗死。

实例 22

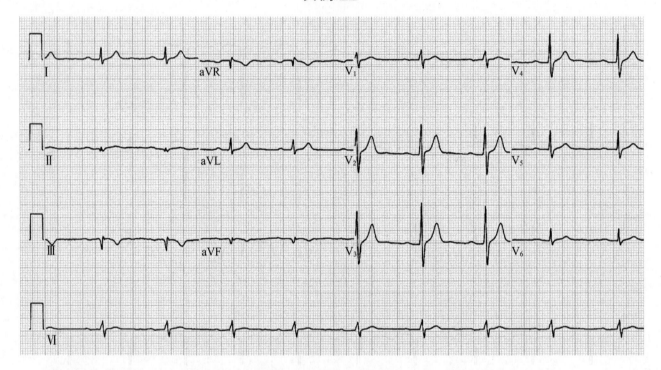

心电图诊断：窦性心律；一度房室传导阻滞；陈旧性下壁心肌梗死。

心电图特点：心率 60 次 / 分钟，PR 间期 240 ms，QRS 波时间 80 ms，QT/QTc 间期 380/398 ms。Ⅰ 和 Ⅱ 导联 P 波正立，aVR 导联 P 波倒置；PR 间期＞200 ms；QRS 波时限＜0.12 s，$V_1 \sim V_3$ 导联 QRS 波群呈 QS 型，伴 ST-T 改变。

心电图解析：心肌梗死部位的定位方法如前。本心电图除 Ⅱ、Ⅲ 和 aVF 导联 QRS 波群呈 QS 型伴 ST-T 改变外，其他相关导联未见明显急性损伤及坏死型心电图表现，提示为陈旧性可能。心电图 Ⅱ、Ⅲ 和 aVF 导联 ST-T 改变，提示梗死位于下壁。PR 间期＞200 ms，提示一度房室传导阻滞。下壁导联心肌梗死多由右冠状动脉闭塞引起，而右冠同时又供应窦房结及房室结血供，故易合并房室传导阻滞。

实例 23

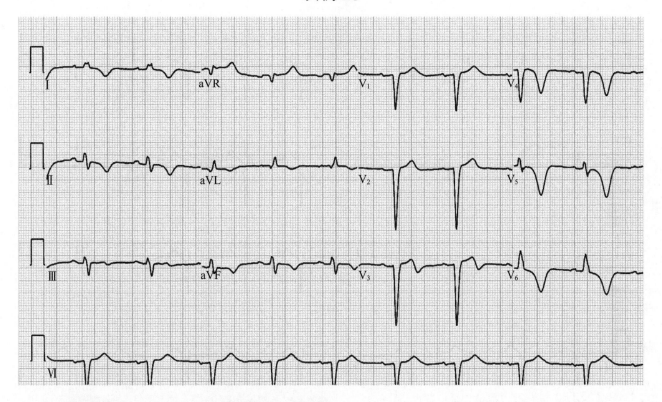

心电图诊断:窦性心律;广泛性陈旧性前壁心肌梗死。

心电图特点:心率 71 次 / 分钟,PR 间期 160 ms,QRS 波时间 80 ms,QT/QTc 间期 380/398 ms。Ⅰ 和 Ⅱ 导联 P 波正立,aVR 导联 P 波倒置;PR 间期正常;$V_1 \sim V_4$ 导联 QRS 波群呈 QS 型,伴 ST-T 改变。Ⅰ、Ⅱ、aVL、aVF、$V_5 \sim$ V_6 导联 T 波均倒置。

心电图解析:在急性心肌梗死 3~6 个月之后或更久时常常会见到心电图相应导联上出现 QRS 波群呈 QS 型,并伴有 ST-T 改变,T 波可呈持续倒置、低平。理论上只要坏死的心肌不能获得新生心肌,异常 Q 波将持续存在终生。但随着瘢痕组织的缩小和周围心肌的代偿性肥大,其范围在数年后有可能明显缩小。该心电图 $V_1 \sim V_4$ 导联 QRS 波群呈 QS 型,伴 ST-T 改变。Ⅰ、Ⅱ、aVL、aVF、$V_5 \sim V_6$ 导联 T 波均倒置。

实例 24

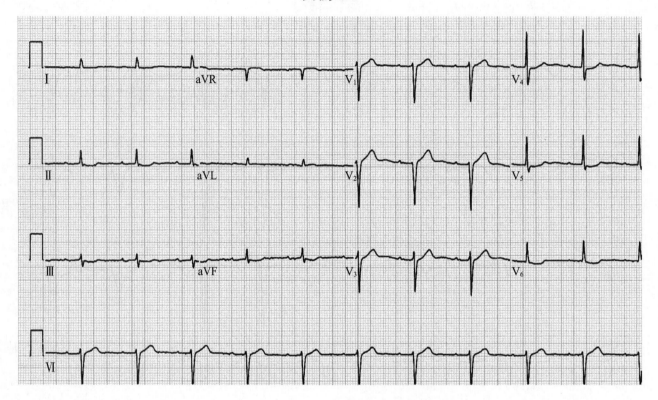

心电图诊断：一度房室传导阻滞，前壁心肌缺血。

心电图特点：心率 71 次 / 分钟，PR 间期 240 ms，QRS 波时间 80 ms，QT/QTc 间期 360/391 ms。Ⅰ 和 Ⅱ 导联 P 波正立，aVR 导联 P 波倒置；PR 间期 0.24 s；$V_4 \sim V_6$ 导联 ST–T 改变。

心电图解析：心电图 PR 间期 240 ms，故诊断一度房室传导阻滞明确。一度房室阻滞是指激动从心房传至心室的时间延长，在心电图上表现为 PR 间期延长超出正常范围，但无论延长程度如何，每次室上性激动均能下传心室，不出现传导中断现象。需要注意的是在诊断一度房室传导阻滞时，成人 PR 间期应>0.20 s（老年人>0.22 s；14 岁以下的儿童>0.18 s），多为 0.21～0.35 s，少数可以更长，偶有达 1.0 s 者。

一度房室阻滞是房室传导阻滞中最常见的一种，导致其产生的主要原因是房室传导系统某部位的相对不应期出现功能性或病理性延长。其阻滞部位可发生在房室结、希氏束或双侧束支不同部位，其中最常见于房室结内，在心电图上表现的都是 PR 间期延长。因此，仅依据心电图，常常难以对发生传导延迟的具体部位作出准确的诊断。而通过希氏束电图检测则能对发生房室阻滞的部位作出明确定位。通常，一度房室阻滞伴束支阻滞多为双侧束支的阻滞。

实例 25

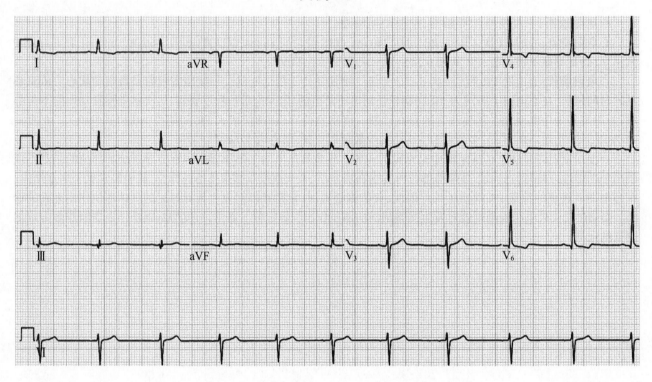

心电图诊断:窦性心律;ST-T 改变。

心电图特点:心率 65 次/分钟,PR 间期 180 ms,QRS 波时间 80 ms,QT/QTc 间期 350/364 ms。Ⅰ和Ⅱ导联 P 波正立,aVR 导联 P 波倒置;PR 间期正常;$V_4 \sim V_6$ 导联 ST-T 改变,肢导联 ST-T 改变。

心电图解析:ST 段是指自 QRS 波群的终点至 T 波起点间的线段,代表心室缓慢复极过程。正常的 ST 段多为一等电位线,有时亦可有轻微的偏移,但在任一导联,ST 段下移一般不超过 0.05 mV;ST 段上抬在 $V_1 \sim V_2$ 导联一般不超过 0.3 mV,V_3 导联不超过 0.5 mV,在 $V_4 \sim V_6$ 导联及肢体导联不超过 0.1 mV。

T 波代表心室快速复极时的电位变化。在正常情况下,T 波的方向多与 QRS 主波的方向一致。T 波方向在Ⅰ、Ⅱ、$V_4 \sim V_6$ 导联向上,aVR 导联向下,Ⅲ、aVL、aVF、$V_1 \sim V_3$ 导联可以向上、双向或向下。若 V_1 的 T 波方向向上,则 $V_2 \sim V_6$ 导联就不应再向下。振幅:除Ⅲ、aVL、aVF、$V_1 \sim V_3$ 导联外,其他导联 T 波振幅一般不应低于同导联 R 波的 1/10。T 波在胸导联有时可高达 1.2 ~ 1.5 mV 也属正常。

心肌缺血的心电图可仅仅表现为 ST 段改变或者 T 波改变,也可同时出现 ST-T 改变。临床上可发现约一半的冠心病患者未发作心绞痛时,心电图可以正常,而仅于心绞痛发作时记录到 ST-T 动态改变。约 10% 的冠心病患者在心肌缺血发作时心电图可以正常或仅有轻度 ST-T 变化。

典型的心肌缺血发作时,面向缺血部位的导联常显示缺血型 ST 段压低(水平型或下斜型下移≥0.1 mV)和(或)T 波倒置。有些冠心病患者心电图可呈持续性 ST 改变(水平型或下斜型下移≥0.05 mV)和(或)T 波低平、负正双向和倒置,而于心绞痛发作时出现 ST-T 改变加重或伪性改善。冠心病患者心电图上出现倒置深尖、双肢对称的 T 波(称之为冠状 T 波)时,反映心外膜下心肌缺血或有透壁性心肌缺血,这种 T 波改变亦见于心肌梗死患者。变异型心绞痛(冠状动脉痉挛为主要因素)多引起暂时性 ST 段抬高并常伴有高耸 T 波和对应导联的 ST 段下移,这是急性严重心肌缺血表现,如 ST 段持续抬高,提示可能发生心肌梗死。

需要强调,心电图上 ST-T 改变只是非特异性心肌复极异常的共同表现,在作出心肌缺血或冠状动脉供血不足的心电图诊断之前,必须结合临床资料进行鉴别诊断。除冠心病外,其他疾病如心肌病、心肌炎、瓣膜病、心包炎、脑血管意外(尤其颅内出血)等均可出现此类 ST-T 改变。低钾血症、高钾血症等电解质紊乱,药物(洋地黄、奎尼丁等)影响以及自主神经调节障碍也可引起非特异性 ST-T 改变。此外,心室肥大、束支传导阻滞、预激综合征等可引起继发性 ST-T 改变(详见其他章节描述)。

实例 26

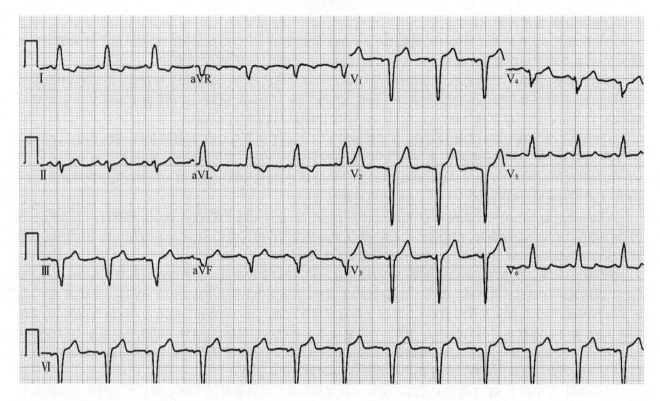

心电图诊断:窦性心律;完全性左束支传导阻滞。

心电图特点:心率 78 次 / 分钟,PR 间期 170 ms,QRS 波时间 125 ms,QT/QTc 间期 380/398 ms。Ⅰ 和 Ⅱ 导联 P 波正立,aVR 导联 P 波倒置;PR 间期正常;QRS 波群时限大于 0.12 s,继发性 ST–T 改变。

心电图解析:左束支粗而短,由双侧冠状动脉分支供血,不易发生传导阻滞。如有发生,多为器质性病变所致。左束支阻滞时,激动沿右束支下传至右心室前乳头肌根部才开始向不同方面扩布,引起心室除极顺序从开始就发生一系列改变。由于初始室间隔除极变为右向左方向,导致 Ⅰ、V₅、V₆ 导联正常室间隔除极波(q 波)消失;左心室除极不是通过浦肯野纤维激动,而是通过心室肌缓慢传导激动,故心室除极时间明显延长;心室除极向量主要向左后,其 QRS 向量中部及终末部除极过程缓慢,使 QRS 主波(R 或 S 波)增宽、粗钝或有切迹。

完全性左束支阻滞的心电图特征:①QRS 波群时间≥0.12 s;②V₁、V₂ 导联呈 rS 波(其 r 波极小,S 波明显加深增宽)或呈宽而深的 QS 波;Ⅰ、aVL、V₅、V₆ 导联 R 波增宽、顶峰粗钝或有切迹;③Ⅰ、V₅、V₆ 导联 q 波一般消失;④V₅、V₆ 导联 R 峰时间>0.06 s;⑤ST–T 方向与 QRS 主波方向相反。左束支阻滞时,QRS 心电轴可有不同程度的左偏。

如 QRS 波群时间<0.12 s,为不完全性左束支阻滞,其图形有时与左心室肥大心电图表现十分相似,需要鉴别诊断。当左束支阻滞合并心肌梗死时,常掩盖梗死的图形特征,给诊断带来困难。

实例 27

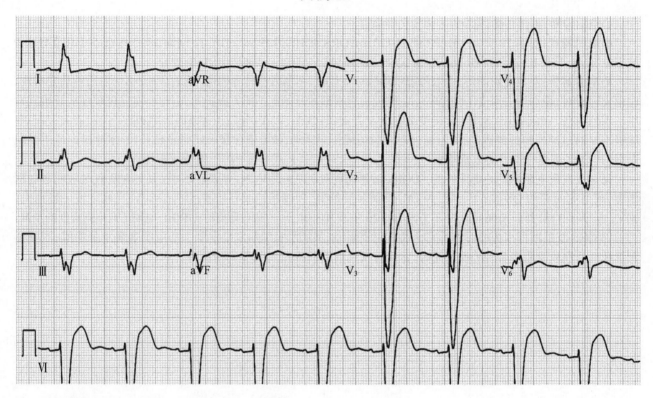

心电图诊断：窦性心律；完全性左束支传导阻滞。

心电图特点：心率 60 次 / 分钟，PR 间期 120 ms，QRS 波时间 200 ms。Ⅰ 和 Ⅱ 导联 P 波正立，aVR 导联 P 波倒置；PR 间期正常；QRS 波时限＞0.12 s，电轴左偏；继发 ST-T 改变。

心电图解析：解析同前。

实例 28

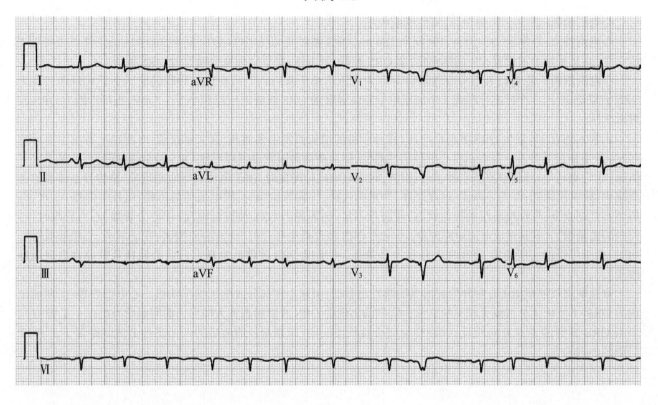

  心电图诊断：窦性心律；低电压；室性期前收缩。

  心电图特点：心率 85 次 / 分钟，PR 间期 180 ms，QRS 波时间 80 ms，QT/QTc 间期 360/428 ms。Ⅰ 和 Ⅱ 导联 P 波正立，aVR 导联 P 波倒置；PR 间期正常；窄 QRS 波群，低电压；提早出现宽大畸形的 QRS 波群。

  心电图解析：若 QRS 波群在标准肢体导联中电压均小于 0.5 mV，或在胸前导联的电压小于 0.8 mV，称为 QRS 波群低电压。3 个标准导联或 3 个加压单极肢体导联的 QRS 波群电压总和小于 1.5 mV，也可诊断为 QRS 波群低电压。

  正常人约有 1% 发生 QRS 波群低电压，并随年龄的增长而发生率增高，有文献报道 70 岁以上者发生率可达 30%。故电压过低并不一定表示有心脏器质性病变，但有些病理因素也可以导致 QRS 波群振幅降低，常见于以下情况。①短路传导：当胸壁皮肤水肿、心包积液、胸腔积液或肺淤血时，由于电流传导短路现象，使传导至体表的电流减少，故电压降低；②传导障碍：过度肥胖、严重肺气肿、气胸等疾病时，因电流传导障碍，电压可降低；③水、电解质及代谢紊乱：可影响心肌的极化状态，使极化不足，而表现出 QRS 波群低电压；④心力衰竭：心力衰竭时，心腔内的血量增加，容易形成电流短路现象，可导致 QRS 波群低电压；⑤广泛性心肌损害：在心肌炎、心肌病或冠心病时，由于广泛的心肌损害，激动时产生的电压降低，可出现 QRS 波群低电压。广泛心肌梗死时亦常出现同样改变。

  室性期前收缩是指由心室异位起搏点提前发出激动，引起心室部分或全部提早除极。心电图表现：①期前出现的 QRS-T 波前无 P 波或无相关的 P 波；②期前出现的 QRS 波群形态宽大畸形，时限通常 ＞0.12 s，T 波方向多与 QRS 波群的主波方向相反；③往往为完全性代偿间期，即期前收缩前后的两个窦性 P 波间距等于正常 PP 间距的 2 倍。

实例 29

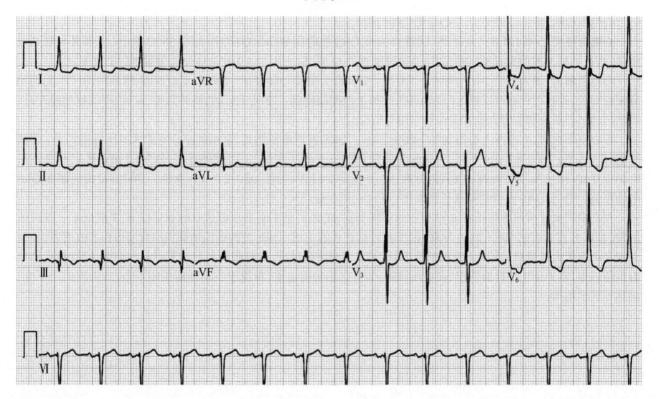

心电图诊断：窦性心动过速；左心室肥大伴劳损。

心电图特点：心率 101 次 / 分钟，PR 间期 160 ms，QRS 波时间 80 ms，QT/QTc 间期 380/398 ms。Ⅰ 和 Ⅱ 导联 P 波正立，aVR 导联 P 波倒置；PR 间期正常；Ⅲ 导联病理性 Q 波，$S_{V_1} + R_{V_5} > 4.0$ mV；$V_4 \sim V_6$ 导联 ST-T 改变。

心电图解析：成人窦性心律的频率>100 次 / 分钟称为窦性心动过速。窦性心动过速时 PR 间期和 QT 间期均有相应缩短，有时可伴有继发性 ST 段轻度压低和 T 波振幅降低。常见于运动、精神紧张、发热、甲状腺功能亢进、贫血、失血、心肌炎和拟肾上腺素类药物作用等情况。

左心室肥大时，心电图上可出现如下改变。第一，QRS 波群电压增高，常用的左心室肥大电压标准如下。①胸导联：R_{V_5} 或 $R_{V_6} > 2.5$ mV；$R_{V_5} + S_{V_1} > 4.0$ mV（男性）或>3.5 mV（女性）。②肢体导联：$R_Ⅰ > 1.5$ mV；$R_{aVL} > 1.2$ mV；$R_{aVF} > 2.0$ mV；$R_Ⅰ + S_Ⅲ > 2.5$ mV。③其他标准：$R_{aVL} + S_{V_3} > 2.8$ mV（男性）或>2.0 mV（女性）。第二，可出现额面 QRS 电轴左偏。第三，QRS 波群时间延长到 0.10~0.11 s，但一般仍<0.12 s。

左心室肥大伴劳损则是指在 R 波为主的导联上其 ST 段可呈下斜型压低达 0.05 mV 以上，T 波低平、双向或倒置。在以 S 波为主的导联（如 V_1 导联）则反而可见直立的 T 波。QRS 波群电压增高同时伴有 ST-T 改变者，传统上称左心室肥大伴劳损。临床上常见的原因有：①收缩期负荷过重，或舒张期负荷过重引起收缩期负荷过重，即压力负荷过重，常见于主动脉瓣狭窄、高血压病等；②舒张期负荷过重，常见于主动脉瓣关闭不全、二尖瓣关闭不全、动脉导管未闭等。

实例 30

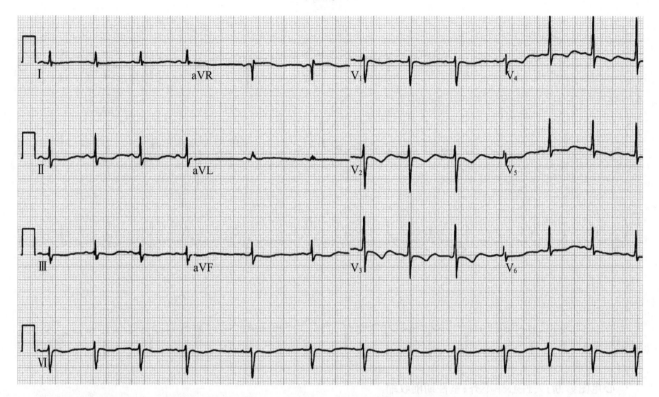

　　心电图诊断：窦性心律；窦性心律不齐；ST–T 改变。

　　心电图特点：心率 78 次 / 分钟，PR 间期 160 ms，QRS 波时间 80ms，QT/QTc 间期 380/398 ms。Ⅰ 和Ⅱ 导联 P波正立，aVR 导联 P 波倒置；PR 间期正常；P–QRS 节律不整，电压正常范围；ST–T 改变。

　　心电图解析：窦性心律不齐时窦性心律的起源未变，但节律不整，在同一导联上 PP 间期差异＞0.12 s。窦性心律不齐常与窦性心动过缓同时存在。较常见的一类心律不齐与呼吸周期有关，称呼吸性窦性心律不齐，多见于青少年，一般无临床意义。另有一些比较少见的窦性心律不齐与呼吸无关，例如与心室收缩排血有关的(室相性)窦性心律不齐以及窦房结内游走性心律不齐等。

实例 31

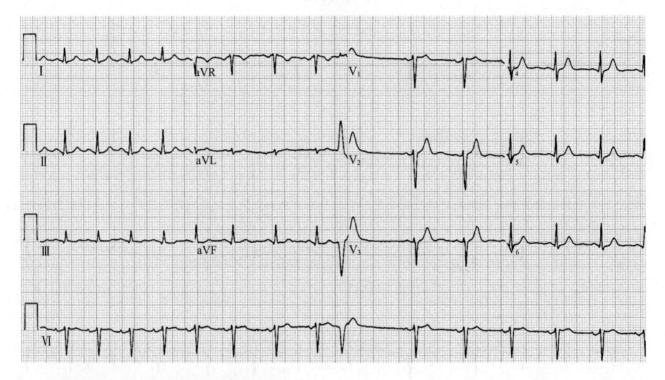

心电图诊断：窦性心律不齐；室性期前收缩。

心电图特点：心率 66 次 / 分钟，PR 间期 120 ms，QRS 波时间 80 ms，QT/QTc 间期 380/398 ms。 I 和 II 导联 P 波正立，aVR 导联 P 波倒置；PR 间期正常；QRS 波时限＜0.12 s，提早出现宽大畸形 QRS 波群。

心电图解析：

1. 窦性心律不齐：解析同前。

2. 室性期前收缩：解析同前。

实例 32

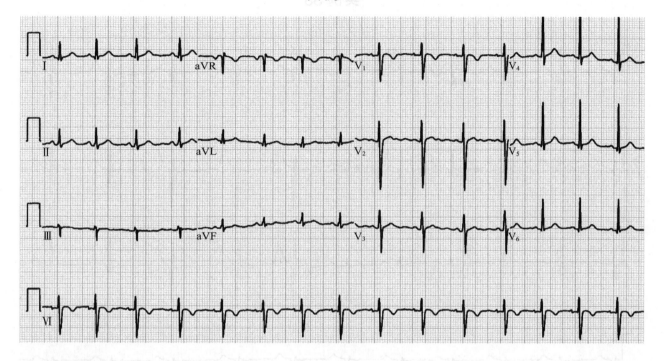

心电图诊断:窦性心律;轻度电轴左偏。

心电图特点:心率 93 次 / 分钟;PR 间期 130 ms;QRS 波时间 80 ms;QT/QTc 间期 340 ms/415 ms;QRS 波电轴 −4°。Ⅰ、Ⅱ、aVF 导联 P 波正立,aVR 导联 P 波倒置;PR 间期正常;Ⅰ 和Ⅲ导联主波方向相反;窄 QRS 波群,电压正常范围;正常 ST-T。

心电图解析:平均电轴的定义和测定:平均电轴一般指平均 QRS 波电轴,代表心室除极的综合向量,有空间性,一般指额面上的电轴。平均心电轴与Ⅰ导联正侧段之间的偏移角度,即平均心电轴的度数。心电图正常电轴为 0°~90°;0°~ −30°为轻度左偏;−30°~ −90°为左偏。通常我们可以通过目测法简单区分电轴正常与否。若Ⅰ导联和Ⅲ导联主波都向上就表示电轴不偏;若Ⅰ导联主波向上而Ⅲ导联主波向下则表示电轴左偏;若Ⅰ导联主波向下、Ⅲ导联主波向上就表示电轴右偏。但是精确的电轴度数还是要通过计算才能得出。

实例 33

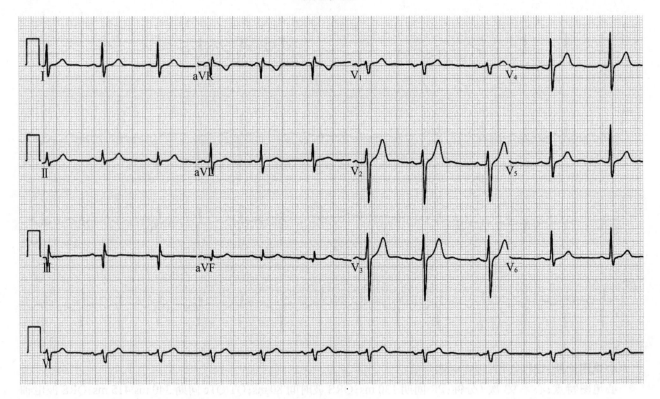

　　心电图诊断:窦性心律;陈旧性下壁心肌梗死或心肌纤维化。

　　心电图特点:心率 68 次 / 分钟;PR 间期 190 ms;QRS 波时间 100 ms;QT/QTc 间期 400 ms/426 ms;QRS 波电轴 30°。Ⅰ、Ⅱ、aVF 导联 P 波正立,aVR 导联 P 波倒置;PR 间期正常;Ⅲ和 aVF 导联有"Q 波";窄 QRS 波群,电压正常范围;正常 ST-T。

　　心电图解析:

　　1. 窦性心律为窦房结发放的冲动通过下传最终引起心室除极的过程,其 P 波在Ⅰ、Ⅱ、aVF 导联表现为正立,aVR 导联表现为倒置。正常窦性心律的频率在 60~100 次 / 分钟。小于 60 次 / 分钟,称为窦性心动过缓;大于 100 次 / 分钟,称为窦性心动过速。图中Ⅰ、Ⅱ、aVF 导联 P 波正立,aVR 导联 P 波倒置,故考虑为窦性心律。

　　2. 正常心电图部分导联可以出现 q 波,其 q 波的时间应小于 40 ms,其振幅应小于同导联 R 波的 1/4。图中Ⅲ和 aVF 导联出现 Q 波,其时限大>40 ms;振幅大于同导联 R 波的 1/4。在相邻的两个导联上出现异常 Q 波故考虑陈旧性下壁心肌梗死或心肌纤维化。

实例 34

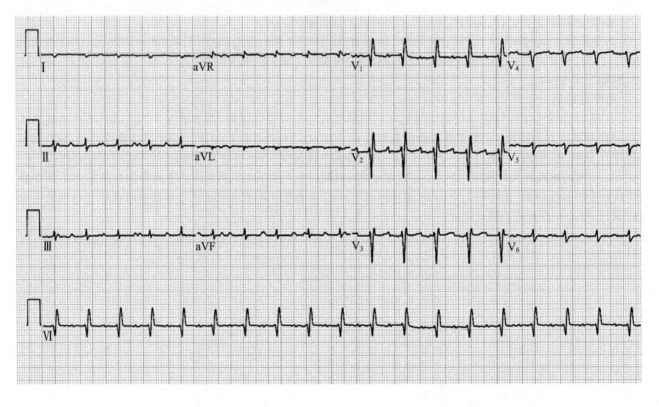

心电图诊断:交界性心动过速伴干扰性房室脱节。

心电图特点:心率 120 次 / 分钟;QRS 波时间 110 ms;QT/QTc 间期 320 ms/427 ms;QRS 波电轴 103°。P 波与 QRS 波无关;窄 QRS 波群;肢体导联低电压。

心电图解析:P 波代表心房除极,激动通过房室结传导至心室引起心室除极形成 QRS 波群,通常情况下 P 波与 QRS 波群的关系是 1:1 且有先后次序。

如图 11-6 中箭头所示,部分导联隐约显示出 P 波,显示出来的 P 波在 I、II、aVF 导联正立,在 aVR 导联倒置,考虑为窦性 P 波。其节律整齐,PP 间期为 640 ms,略长于 RR 间期(500 ms)而与其无相关性。图中 QRS 波群规整,频率为 120 次 / 分钟,QRS 波时间<120 ms,故诊断交界性心动过速伴干扰性房室脱节。

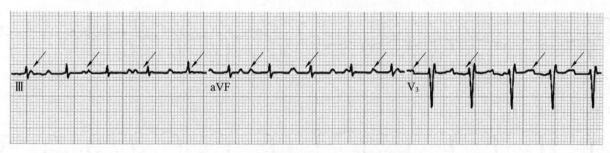

图 11-6　部分导联隐约见 P 波(箭头所示)

实例 35

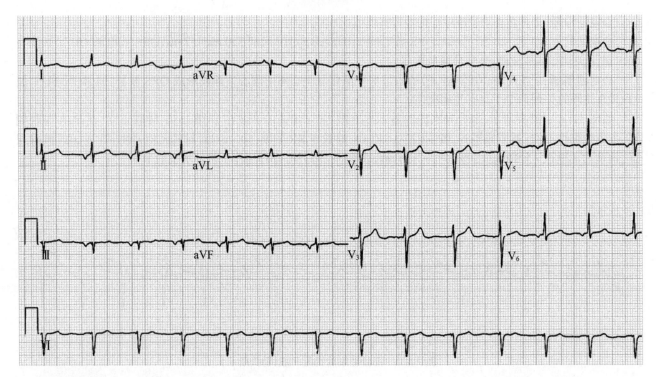

心电图诊断:异位房性心律。

心电图特点:心率 81 次/分钟;PR 间期 160 ms;QRS 波时间 80 ms;QT/QTc 间期 340 ms/391 ms;QRS 波电轴 −30°。Ⅱ、Ⅲ、aVF 导联 P 波倒置,aVR 导联 P 波正立;PR 间期大于 0.12s;窄 QRS 波群,节律规整,电压正常范围;正常 ST-T。

心电图解析:P 波代表心房除极,通过房室结传导至心室引起心室除极形成 QRS 波群,通常情况下 P 波在Ⅰ、Ⅱ、aVF 导联正立,aVR 导联倒置,考虑为窦性 P 波。但图中所示Ⅱ、Ⅲ、aVF 导联 P 波倒立,aVR 导联 P 波正立,考虑为非窦性 P 波,用 P′表示。P′R 间期大于 120 ms;由 P′波下传引起的窄 QRS 波群节律整齐,且其后的 ST-T 无异常改变;频率为 81 次/分钟,小于 100 次/分钟。根据以上几点诊断异位房性心律。

实例 36

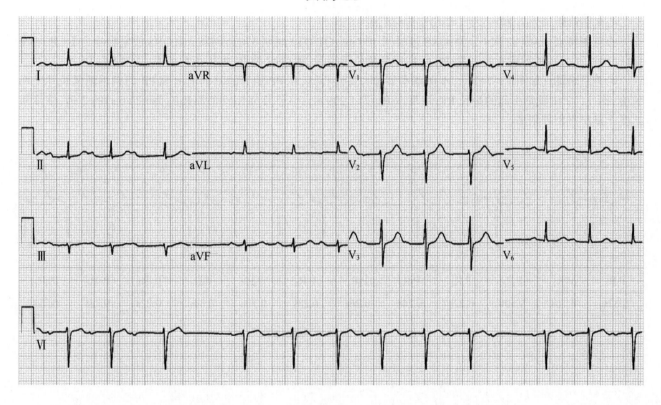

心电图诊断：窦性心律；二度 I 型房室传导阻滞。

心电图特点：心率 82 次 / 分钟；QRS 波时间 100 ms；QT/QTc 间期 370 ms/428 ms；QRS 波电轴 4°。I、II、aVF 导联 P 波正立，aVR 导联 P 波倒置；PR 间期逐渐延长至脱漏；窄 QRS 波群，电压正常范围；正常 ST-T。

心电图解析：如图 11-7 所示，本例基本节律为窦性心律；在 PP 相等的基础上出现 PR 间期逐渐延长并出现脱落；图 11-7 中脱落引起的最长 RR 间期（R_9R_{10} 为 1 200 ms）小于最短 RR 间期（R_8R_9 为 680 ms）的 2 倍，故诊断二度 I 型房室传导阻滞。

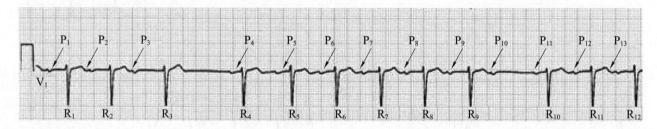

P_1R_1	P_2R_2	P_3R_3	P_4R_4	P_5R_5	P_6R_6	P_7R_7	P_8R_8	P_9R_9	$P_{11}R_{11}$	$P_{12}R_{12}$	$P_{13}R_{13}$
0.32s	0.36s	0.50s	0.22s	0.24s	0.26s	0.28s	0.30s	0.36s	0.22s	0.28s	0.32s

图 11-7　本例 PR 间期变化情况

实例 37

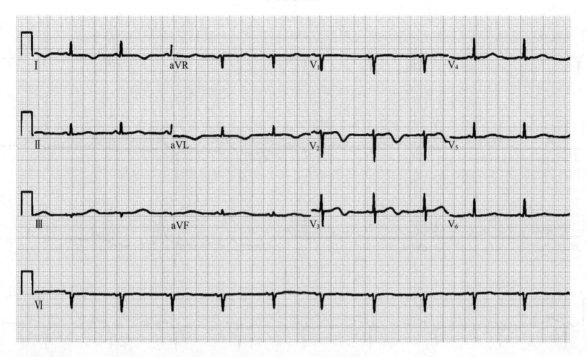

心电图诊断：窦性心律；短 PR 综合征；肢导联低电压；QT 间期延长。

心电图特点：心率 67 次 / 分钟；PR 间期 110 ms；QRS 波时间 80 ms；QT/QTc 间期 560 ms/589 ms；QRS 波电轴 10°。Ⅰ、Ⅱ、aVF 导联 P 波正立，aVR 导联 P 波倒置；PR 间期小于 0.12 s；窄 QRS 波群，电压正常范围；T 波低平或倒置。

心电图解析：QRS 波群代表了心室除极，正常的肢体导联 QRS 波振幅不应小于 0.5 mV，图中可见 QRS$_Ⅰ$＋QRS$_Ⅱ$＋QRS$_Ⅲ$＝1.3 mV（＜1.5 mV），诊断为肢导联低电压。PR 间期代表心房开始除极到心室开始除极的时间，正常在 120～200 ms。图中 PR 间期＜120 ms，未见明显"△"波，其后的 QRS 及 ST-T 波群基本正常，故诊断短 PR 综合征。QT 间期代表了心室除极和心室复极的时间，其长短与心率的快慢密切相关，正常 QT 间期男性为 390～450 ms，女性为 390～460 ms。图中 QT 间期大于＞460 ms 的女性标准，诊断为 QT 间期延长。

实例 38

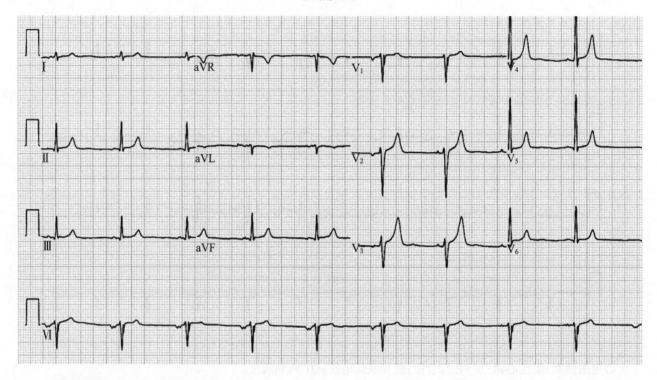

心电图诊断:窦房结内游走心律。

心电图特点:心率 60 次 / 分钟;PR 间期 140 ms;QRS 波时间 110 ms;QT/QTc 间期 380 ms/380 ms;QRS 波电轴 84°。P 波形态多态,节律规整;PR 间期正常;窄 QRS 波群;$V_2 \sim V_4$ 导联 T 波高尖。

心电图解析:P 波代表心房除极,激动通过房室结传导至心室引起心室除极形成 QRS 波群,通常情况下 P 波与 QRS 波群的关系是 1:1 且有先后次序。通常情况下窦性 P 波的时限和方向在各导联上应该恒定不变。在图中可以看到:①P 波在 Ⅰ、Ⅱ、aVF 导联正立,aVR 导联倒置;②在长 V_1 导联中可见 P 波形态多变,从最初的倒置逐渐变成低平,最后一个 P 波又回到倒置的形态;③整个图中 QRS 波群形态一致,节律规整。结合以上三点诊断窦房结内游走心律。

实例 39

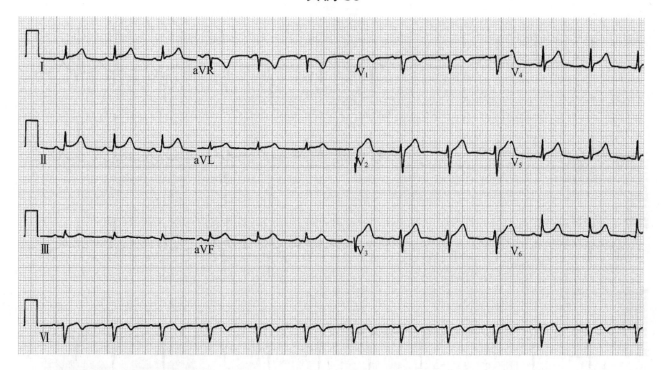

心电图诊断:早期复极综合征。

心电图特点:心率 79 次 / 分钟;PR 间期 160 ms;QRS 波时间 90 ms;QT/QTc 间期 390 ms/443 ms;QRS 波电轴 44°。Ⅰ、Ⅱ、aVF 导联 P 波正立,aVR 导联 P 波倒置;PR 间期正常;窄 QRS 波群,电压正常范围;Ⅰ、Ⅱ、aVF 及胸前导联 J 点抬高;ST–T 改变。

心电图解析:QRS 波代表了心室除极,ST 段则代表了心室的复极。心电图上 J 点是指 QRS 波群与 ST 段交界处的一个突发性的转折点,它标志着心室除极的结束和心室复极的开始。正常 J 点应该在等电位线上,如果出现 J 点抬高≥0.1 mV 或者时限≥20 ms 则表示异常或者称为 J 波。本例图中较多导联(Ⅰ、Ⅱ、aVF 及 V₂~V₆ 导联)J 点抬高大于 0.1 mV;J 点抬高导联伴有 ST 段抬高,部分导联呈弓背向下及 T 波高大直立。结合上面两点诊断早期复极综合征。

实例 40

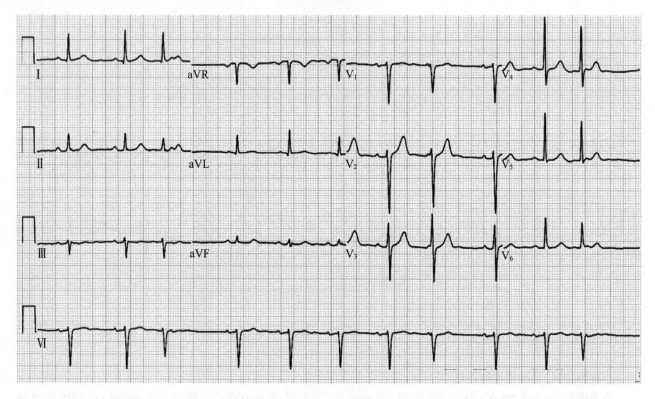

　　心电图诊断：窦性心律；交界性期前收缩。

　　心电图特点：心率 67 次 / 分钟；PR 间期 190 ms；QRS 波时间 100 ms；QT/QTc 间期 390 ms/412 ms；QRS 波电轴 5°。Ⅰ、Ⅱ、aVF 导联 P 波正立，aVR 导联 P 波倒置；提早出现 QRS-T 波群；Ⅰ 和Ⅲ导联主波方向相反；窄 QRS 波群；正常 ST-T。

　　心电图解析：如图 11-8 所示：R$_3$、R$_7$、R$_{11}$ 为提前出现的窄 QRS 波群；其后的 ST-T 未见异常。对应的 P$_3$、P$_7$、P$_{11}$ 在Ⅰ、Ⅱ、aVF 导联正立 aVR 导联倒置，且提前出现的 QRS 波群未对其产生影响，故诊断交界性期前收缩。

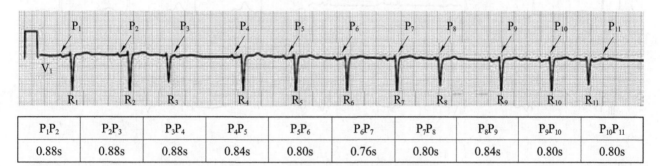

P$_1$P$_2$	P$_2$P$_3$	P$_3$P$_4$	P$_4$P$_5$	P$_5$P$_6$	P$_6$P$_7$	P$_7$P$_8$	P$_8$P$_9$	P$_9$P$_{10}$	P$_{10}$P$_{11}$
0.88s	0.88s	0.88s	0.84s	0.80s	0.76s	0.80s	0.84s	0.80s	0.80s

图 11-8　本例 PR 间期情况

实例 41

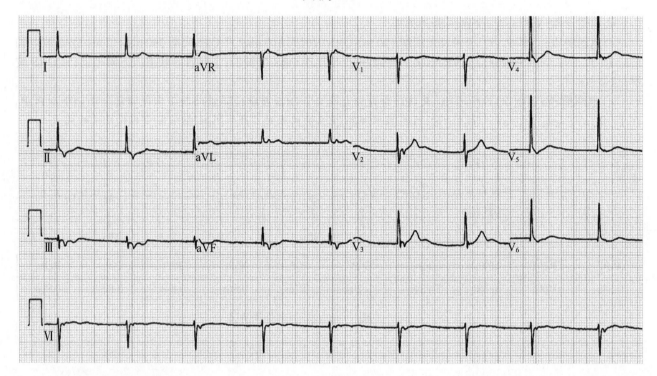

心电图诊断:交界性逸搏心律。

心电图特点:心率56次/分钟;QRS波时间80ms;QT/QTc间期390 ms/375 ms;QRS波电轴30°。窄QRS波群后出现倒置P'波,P'波在Ⅱ、Ⅲ、aVF导联倒置,aVR导联正立;ST-T正常;心率小于60次/分钟。

心电图解析:P波代表心房除极,通过房室结传导至心室引起心室除极而形成QRS波群,正常窦性心律情况下P波与QRS波群有P在前、QRS波群在后的先后次序。本例图中可见以下表现:①P波出现在QRS波群的后面,考虑为逆传的P(通常用P'表示),RP'=200 ms;②P'波在Ⅱ、Ⅲ、aVF导联倒置,aVR导联正立;③心率为56次/分钟,在交界性逸搏频率范围内(40～60次/分钟)且节律规整;④QRS波时间小于120 ms,其后的ST-T无异常改变。故诊断为交界性逸搏心律。

实例 42

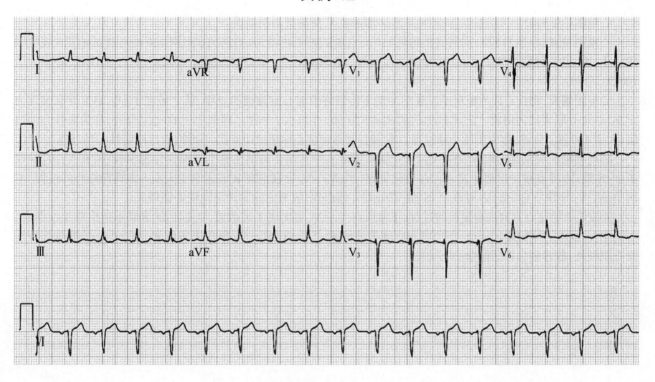

心电图诊断:窦性心动过速,陈旧性前壁心肌梗死,广泛前壁心肌缺血。

心电图特点:心率 115 次 / 分钟;PR 间期 150 ms;QRS 波时间 80 ms;QT/QTc 间期 320 ms/421 ms;QRS 波电轴 68°。Ⅰ、Ⅱ、aVF 导联 P 波正立,aVR 导联 P 波倒置;PR 间期正常;窄 QRS 波群;ST–T 改变,T 波倒置;心率大于 100 次/分钟。

心电图解析:窦性心律为窦房结发放的冲动下传最终引起心室除极的过程,其 P 波在Ⅰ、Ⅱ、aVF 导联表现为正立,aVR 导联表现为倒置。正常窦性心律的频率为 60～100 次 / 分钟。频率小于 60 次 / 分钟,称为窦性心动过缓;大于 100 次 / 分钟,称为窦性心动过速。本例心电图窦性心律超过 100 次 / 分钟,故诊断窦性心动过速。

胸前导联反应的是 QRS 环在横面上的投影,正常人中其综合向量在这个平面变化范围较小,在 V_1、V_2 导联多呈 rS 型,V_3 导联很少出现 q 波,V_5、V_6 导联呈 qR 型,$V_1 \sim V_6$ 导联呈现 R 波逐渐变大而 S 波逐渐缩小的过程。本例中,V_1、V_2 导联呈 QS 型,V_3 导联呈 rS 型、部分有 q 波出现,故考虑陈旧性前间壁心肌梗死。

T 波代表的是心室的快速复极的过程,正常人群 $V_1 \sim V_3$ 可出现 T 波倒置,V_4 以后的导联不应出现 T 波倒置。本例中 V_5 及 V_6 导联 ST 段压低大于 0.1 mV 伴 T 波倒置,Ⅰ、aVL、$V_3 \sim V_6$ 导联 T 波倒置,结合前一诊断陈旧性前壁心肌梗死,故诊断为广泛前壁心肌缺血。

实例 43

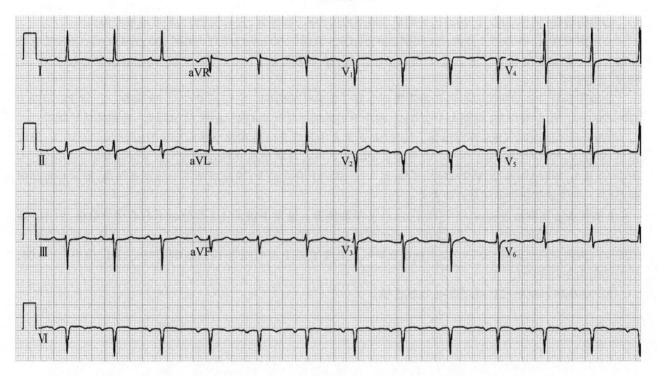

心电图诊断:窦性心律,Ⅰ°房室传导阻滞,陈旧性前间壁心肌梗死,左心房肥大,轻度电轴左偏。

心电图特点:心率79次/分钟;PR间期240 ms;QRS波时间90 ms;QT/QTc间期390 ms/443 ms;QRS波电轴−21°。Ⅰ、Ⅱ、aVF导联P波正立,aVR导联P波倒置;PR间期延长;Ⅰ和Ⅲ导联主波方向相反;窄QRS波群,V₁和V₂呈QS型。

心电图解析:PR间期代表心房开始除极到心室开始除极的时间,它包括P波及PR间期,正常PR间期为120~200 ms。图中测得PR间期大于200 ms,每个P波均能下传产生QRS波群,故诊断为一度房室传导阻滞。

胸前导联反应的是QRS环在横面上的投影,正常人中其综合向量在这个平面变化范围较小。在V₁、V₂导联多呈rS型,V₃导联很少出现q波,V₅、V₆导联呈qR型,V₁~V₆导联呈现R波逐渐变大而S波逐渐缩小的过程。本图中V₁及V₂导联呈QS型,V₃导联呈rS型,且V₁导联的上升支及V₂导联下降支上分别有切迹,提示心室除极的不均一,故考虑陈旧性前间壁心肌梗死。

P波代表心房除极过程,在Ⅱ导联正立,aVR导联倒置。通常P波前1/3部分表示右心房的除极,后1/3部分表示左心房的除极,中间1/3表示两侧心房同时除极。正常人体的P波时间应<120 ms,在肢体导联上振幅<0.25 mV,胸前导联上振幅<0.2 mV。本例在Ⅱ导联上P波增宽(P波时间为140 ms)且有切迹,Ptf$_{V_1}$值小于−0.04,所以诊断为左心房肥大。

另外,测得电轴为−21°,考虑轻度电轴左偏。

实例 44

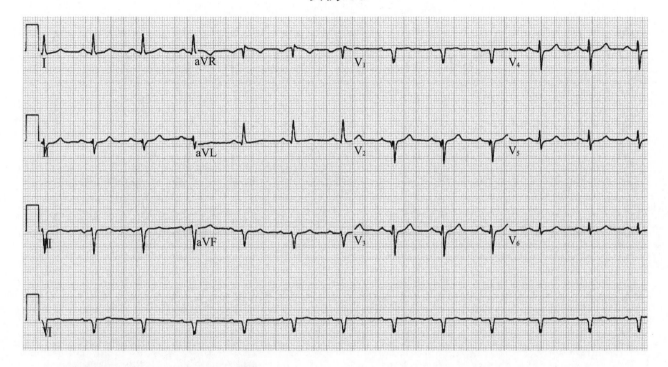

心电图诊断：窦性心律；左前分支阻滞。

心电图特点：心率 78 次 / 分钟；PR 间期 200 ms；QRS 波时间 100 ms；QT/QTc 间期 380/429 ms；QRS 波电轴−36°。Ⅰ、Ⅱ、aVF 导联 P 波正立，aVR 导联 P 波倒置；PR 间期正常；Ⅰ 和Ⅲ导联主波方向相反；窄 QRS 波群；Ⅱ、Ⅲ、aVF 导联呈 rS 波形，Ⅰ 和 aVL 导联呈 qR 波形，正常 ST−T。

心电图解析：QRS 波群代表的是心室的除极过程，窦房结的冲动通过房室结、希氏束传导至左右束支同时激动整个心脏。左束支又分为左前分支和左后分支，分别通过前后乳头肌传导。正常人体 QRS 时间应为 60～120 ms，但是在一些病理情况下由于左右心腔的除极不同步，QRS 时间超过 40 ms，出现 QRS 波增宽。本例图中出现心室除极方式的异常，表现为：①电轴左偏；②Ⅰ 和 aVL 导联呈 qR 波形，$R_{aVL}>R_I、R_{aVR}$；③Ⅱ、Ⅲ、aVF 呈 rS 波形；④QRS 波时间小于 120 ms，不增宽。故诊断左前分支传导阻滞。

实例 45

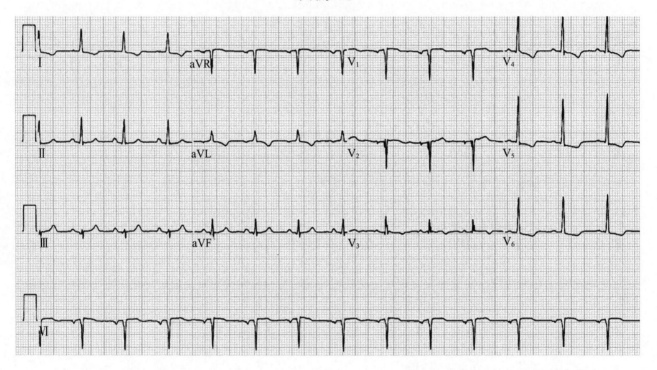

心电图诊断:窦性心律;前侧壁心肌缺血;左心室高电压。

心电图特点:心率 90 次/分钟;PR 间期 160 ms;QRS 波时间 80 ms;QT/QTc 间期 350 ms/420 ms;QRS 波电轴 16°。Ⅰ、Ⅱ、aVF 导联 P 波正立,aVR 导联 P 波倒置;PR 间期正常;窄 QRS 波群,$R_{V_5}+S_{V_1}>4.0$ mV;Ⅰ、aVL 及 $V_3\sim V_6$ 导联 ST-T 改变。

心电图解析:胸前导联反映的是 QRS 环在横面上的投影,正常人中其综合向量在这个平面变化范围较小,在 V_1、V_2 导联多呈 rS 型,V_3 导联很少出现 q 波,V_5、V_6 导联呈 qR 型,$V_1\sim V_6$ 导联呈现 R 波逐渐变大而 S 波逐渐缩小的过程。T 波代表的是心室的快速复极的过程,正常人群 $V_1\sim V_3$ 可出现 T 波倒置,V_4 以后的导联不应出现 T 波倒置。本例中Ⅰ、aVL 及 $V_4\sim V_6$ 导联 ST 段压低大于 0.1 mV,Ⅰ、aVL 及 $V_3\sim V_6$ 导联伴有 T 波倒置,故诊断前侧壁心肌缺血。

QRS 波群代表的是心室的除极过程,在胸前导联上 QRS 振幅不应<0.8 mV,同时 V_5 导联 R 波不应>2.5 mV。如果男性 $R_{V_5}+S_{V_1}$ 超过 4.0 mV 或者女性超过 3.5 mV 就应诊断为左心室高电压。本例图中 R_{V_5} 振幅为 3.2 mV,S_{V_1} 振幅为 2.2 mV,$R_{V_5}+S_{V_1}=5.4$ mV,故左心室高电压的诊断标准。

实例 46

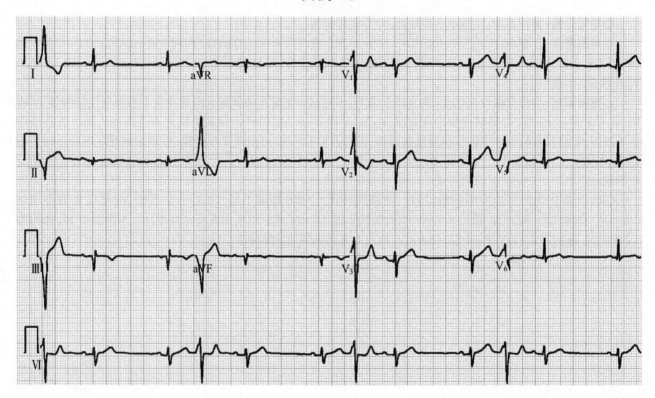

心电图诊断:窦性心动过缓;陈旧性下壁心肌梗死;频发室性期前收缩(插入性);电轴左偏。

心电图特点:心率75次/分钟;PR间期160 ms;QRS波时间90 ms;QT/QTc间期400 ms/444 ms;QRS波电轴−41°。Ⅰ、Ⅱ、aVF导联P波正立,aVR导联P波倒置;PR间期正常;Ⅱ、Ⅲ、aVF导联有"Q"波;提早出现宽大畸形QRS波群。

心电图解析:如图11−9中所示,本例Ⅰ、Ⅱ、aVF导联P波正立,aVR导联P波倒置,基本节律为窦性心律。虽然心室率达到75次/分钟,但是其窦性频率仅为51次/分钟(小于60次/分钟),故诊断窦性心动过缓。

Ⅱ、Ⅲ、aVF导联有异常"Q"波,其时限大于40 ms振幅,超过同导联的1/4 R波,其后的T波倒置;同时在相邻的两个及两个以上的导联出现异常Q波,故诊断为陈旧性下壁心肌梗死。

图11−9中R1、R4、R7、R11呈提前出现的宽大畸形的QRS波群,其后的ST−T呈继发性改变,联律间期均为480 ms,且表现为插入在正常的两个QRS波群之间,无代偿间期也未影响正常窦性心律,故诊断为插入性室性期前收缩。

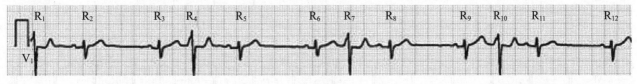

图11−9

实例 47

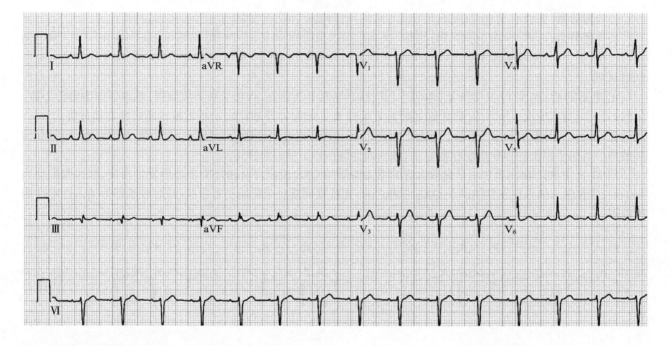

  心电图诊断:窦性心律;Ⅲ导联异常"Q"波。

  心电图特点:心率 94 次 / 分钟;PR 间期 170 ms;QRS 波时间 120 ms;QT/QTc 间期 320 ms/390 ms;QRS 波电轴 30°。Ⅰ、Ⅱ、aVF 导联 P 波正立,aVR 导联 P 波倒置;PR 间期正常;Ⅲ导联病理性"Q"波,电压正常范围;正常 ST-T。

  心电图解析:窦性心律为窦房结发放的冲动下传最终引起心室除极的过程,其 P 波在Ⅰ、Ⅱ、aVF 导联表现为正立,aVR 导联表现为倒置。正常窦性心律的频率在 60~100 次 / 分钟。小于 60 次 / 分钟,称为窦性心动过缓;大于 100 次 / 分钟,称为窦性心动过速。图中Ⅰ、Ⅱ、aVF 导联 P 波正立,aVR 导联 P 波倒置,频率介于 60~100 次 / 分钟,诊断为窦性心律。

  正常心电图部分导联可以出现 q 波,但 q 波的时间应小于 40 ms,其振幅应小于同导联 R 波的 1/4。图中Ⅲ导联出现异常"Q"波,虽然其时限小于 40 ms,但是其振幅大于同导联的 1/4 R 波,故诊断为Ⅲ导联异常"Q"波。

实例 48

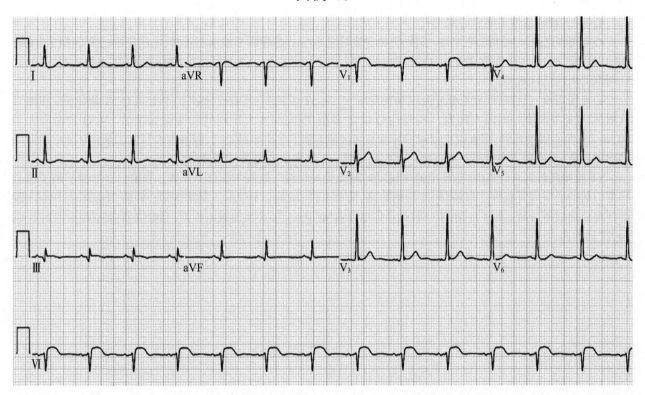

心电图诊断:急性前间壁心肌梗死。

心电图特点:P 波规律出现,频率 72 次/分钟;P波时限 80 ms;各导联 P 波形态正常,电压正常。PR 间期 180 ms;QRS 波时间 80 ms;QT 间期 320 ms;QRS 波电轴不偏。P波 I、II 直立,aVR 导联倒置,ST段在 V_1、V_2 导联抬高>2 mm。V_1 导联 QRS 波呈 QS 型。

心电图解析:急性前间壁心肌梗死时胸前导联 V_1、V_2 ST 段抬高;其对应导联 I、aVL 可有 ST 段压低。粗略对应冠脉病变考虑第一间隔支闭塞。病理性 Q 波定义是:Q 波深度大于同导联 R 波振幅的 1/4,Q 波时限大于 40 ms。急性心肌梗死时,探查电极面对的坏死心肌区域不能产生有效的动力,探查电极只能记录到坏死心肌对侧的除极向量,该向量方向背离探查电极。因此记录到一个负向的心电波,即病理性 Q 波。

ST 段抬高机制有经典的"损伤电流学说"和"除极受损学说",这些学说都不完善。目前已开始使用离子通道异常引起的心室壁复极梯度来解释 ST 段的抬高。简单来说,就是心室壁的三层结构即心外膜、中层心肌和心内膜动作电位曲线不一致。在平台期,不一致的动作电位曲线引起三层心肌出现电位差,当电位差指向探查电极时,引起 ST 段抬高。

实例 49

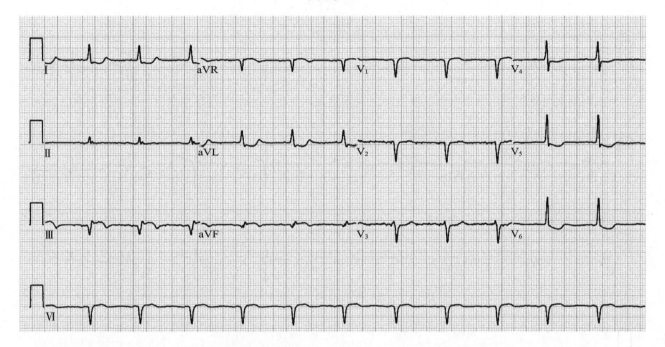

心电图诊断：急性下壁、陈旧性前间壁心肌梗死。

心电图特点：P 波规律出现，频率 75 次／分钟。P 波时限 80 ms；各导联 P 波形态正常，电压降低。PR 间期 200 ms，QRS 波时间 120 ms，QT 间期 400 ms；QRS 波电轴左偏。P 波在 I 、II 导联直立，aVR 导联倒置；V_1、V_2 导联 QRS 波群呈 QS 型，III 、aVF 导联呈 Qr 型并伴 ST-T 改变。I 、aVL、V_5、V_6 导联 ST 段压低 2 mm。

心电图解析：下壁心肌梗死的罪犯血管 80%～90% 为右冠状动脉，其次为回旋支，较少见左前降支。右冠状动脉供应右心室、间隔下部和左心室，所以右冠状动脉闭塞引起的急性下壁心肌梗死的额面缺血向量指向右下方。心电图表现为 II 、III 、aVF 导联 ST 段抬高，抬高程度 III 导联大于 II 导联；I 、aVL 导联 ST 段压低。

急性心肌梗死定义为：在 V_2、V_3 导联 ST 段抬高 ≥2 mm（男性）或 ≥1.5 mm（女性），其余导联 ≥1 mm。该患者 V_1、V_2 导联呈 QS 型，V_1～V_3 导联 R 波递增不良，无 ST-T 改变。考虑为陈旧性前间壁心肌梗死。

实例 50

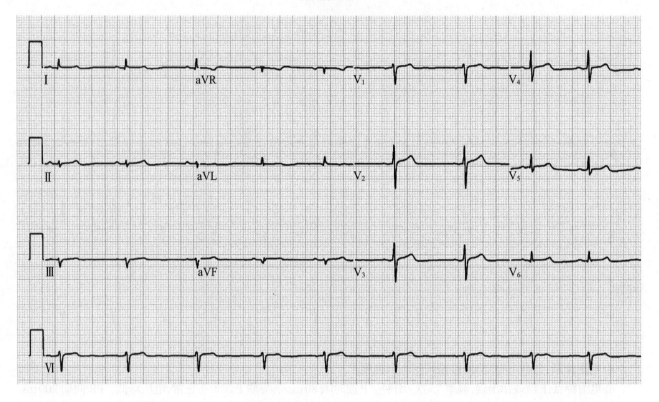

心电图诊断:窦性心律;肢体导联低电压。

心电图特点:P波规律出现,频率55次/分钟。P波时限80 ms;各导联P波形态正常,电压降低。PR间期160 ms,QRS波时间80 ms,QT间期360 ms;QRS波电轴左偏。P波在Ⅰ、Ⅱ导联直立,aVR导联倒置;肢体导联QRS波综合振幅小于5 mm。

心电图解析:若肢体导联QRS波综合振幅(正、负振幅的绝对值,R+S、R+Q)均小于5 mm,心前区导联均小于10 mm,称为低电压。肢体导联有1个导联QRS波群电压超过5 mm,则称为低电压趋势。低电压形成的机制:某些原因导致心电流耗损或丢失,记录出的心电图波形振幅降低,最终形成低电压心电图。主要见于:①心电传导短路:心包积液、胸腔积液、皮下水肿等;②心电传导障碍:肥胖、肺气肿、气胸等;③心电产生减弱:心肌炎、心肌病、甲状腺功能减退等。正常人群中有1%心电图表现为低电压,随着年龄增大,低电压心电图发生率增加,70岁以上老年人可达30%。

实例 51

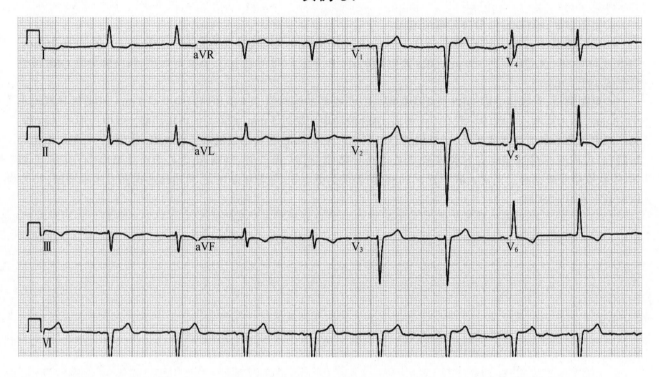

心电图诊断:陈旧性前间壁心肌梗死。

心电图特点:P 波规律出现,频率 55 次 / 分钟。P 波时限 120 ms;各导联 P 波形态正常,电压降低。PR 间期 160 ms,QRS 波时间 120 ms,QT 间期 400 ms;QRS 波电轴左偏。P 波在Ⅰ、Ⅱ导联直立,aVR 导联倒置;V_1、V_2 导联 QRS 波呈 QS 型,$V_3 \sim V_6$、Ⅱ、Ⅲ、aVF 导联 ST 段压低伴 T 波改变。

心电图解析:急性心肌梗死分为 3 期:超级性期、急性发展期、稳定演变期。其中稳定演变期表现为:①R 波振幅下降;②病理性 Q 波;③T 波逐渐恢复正常或低平浅倒。其机制为:心肌损伤、心肌缺血等急性缺血现象可以在侧支循环建立、再血管化后缓解;梗死心肌在纤维瘢痕组织修复等一系列病理生理过程后,急性期出现的 ST 段下降、T 波倒置会不断恢复正常;但坏死的心肌无法消失,故留下病理性 Q 波。病理性 Q 波是陈旧性心肌梗死的心电图指标,但病理性 Q 波并非心肌梗死所特有。下壁导联 Q 波一般还可见于以下疾病:预激综合征、肥厚性心肌病、右心室肥厚、孤立性Ⅲ、aVF 导联 Q 波,需加以鉴别。

实例 52

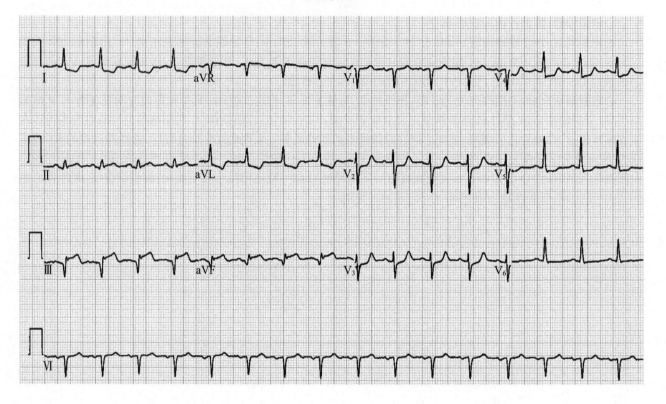

　　心电图诊断：窦性心动过速；急性下壁心肌梗死。

　　心电图特点：P波规律出现，频率107次/分钟，P波时限80 ms，各导联P波形态正常，电压降低。PR间期160 ms，QRS波时间80 ms，QT间期320 ms。QRS波电轴左偏。P波Ⅰ、Ⅱ直立，aVR导联倒置。Ⅲ、aVF导联QRS波群呈Qr型，伴ST段水平抬高2 mm。Ⅰ、aVL、V_2～V_6导联ST压低2 mm。

　　心电图解析：窦性心动过速的心电图诊断标准有：①窦性P波；②P波频率＞100次/分钟；③PR间期相应缩短，但应＞120 ms（除外短PR）。

　　对于年龄小于6岁的人群，心率可能超过120次/分钟，属于正常范围。

　　自主神经是窦性心律调控的重要因素，交感神经兴奋及迷走神经张力减低都会引起窦性心动过速。心率较快时，优势起搏点位于窦房结头部，它们产生的电冲动穿越整个右心房，形成直立高大的P波。所以窦性心动过速时P波增高是一种正常现象，不要和房性心动过速混淆。

　　生理条件下窦性心动过速是一种适应现象，常见于情绪激动、饱餐、饮浓茶、咖啡、吸烟、饮酒、体育活动等交感神经兴奋情况下。窦性心动过速通常持续时间较短，如长时间出现窦性心动过速提示存在疾病可能。

　　窦性心动过速可达150～180次/分钟，此时窦P可能落在前一个心搏的T波中。需仔细分析T波下降支是否有切迹、粗钝、变形等。通常Ⅱ、V_1导联P波最为明显，应在这些导联寻找P波。

实例 53

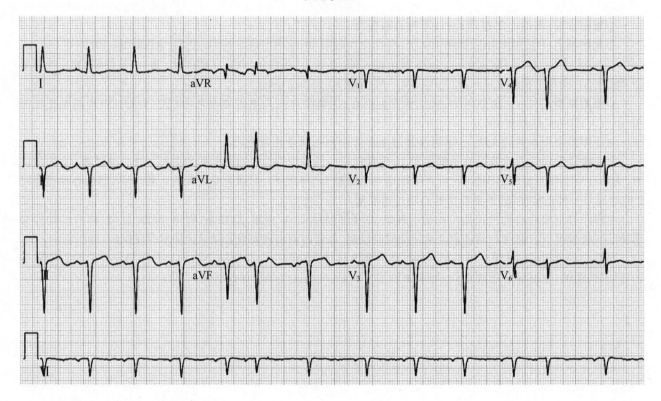

心电图诊断:窦性心律;交界性期前收缩;电轴左偏;陈旧性广泛前壁心肌梗死。

心电图特点:P波无规律出现,频率83次/分钟。P波时限120 ms;各导联P波形态正常,电压正常。PR间期200 ms,QRS波时间80 ms,QT间期400 ms;QRS波电轴左偏。P波在Ⅰ、Ⅱ导联直立,aVR导联倒置;可见提早出现P′-QRS-T波群,其后完全代偿间期。Ⅱ、Ⅲ、aVF呈现QRS波群为rS型,V₁~V₅导联QRS波群呈QS型。

心电图解析:

1. **电轴左偏**　该患者Ⅰ导联主波向上,Ⅲ导联主波向下,aVF导联主波向下,Ⅱ导联rS型。考虑电轴位为-30°～-90°,病理性左偏。

2. **交界性期前收缩**　交界性期前收缩的心电图诊断标准:①提前出现的QRS波群,形态与窦性搏动相同,该QRS波群的前后可无逆行P′波。②提前出现的QRS波群,前后有逆行P′波,其P′R间期<120 ms,或RP′间期<200 ms。③期前收缩之后多伴有完全性代偿间期。逆行P′波可来自心房下部、房室交界区、希氏束、束支和心室。房室交界区及以下部位来源的冲动,产生逆行P′波的条件是冲动必须逆传抵达心房。所以不是每一个交界性期前收缩都有逆行P波,需要仔细辨认。交界性期前收缩通常应与房性期前收缩和室性期前收缩鉴别。房性期前收缩的P′多为直立型,心房下部的P′是逆行的,但P′R间期>120 ms。室性期前收缩产生的QRS波群是类似左、右束支阻滞图形,而交界性期前收缩产生的室内阻滞完全符合典型的左、右束支阻滞特征,但这两者较难鉴别。

3. **关心肌梗死**　参见实例51。

实例 54

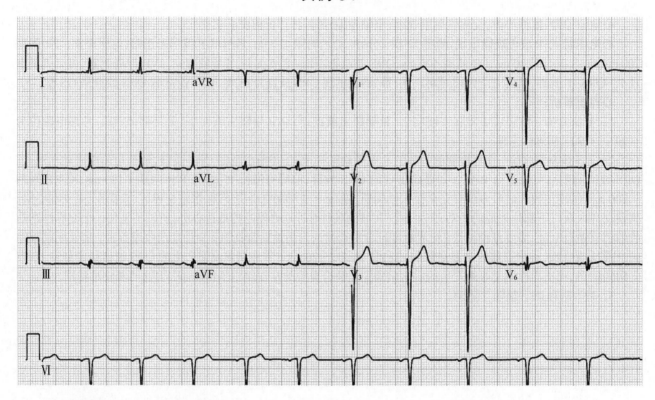

心电图诊断:陈旧性前壁心肌梗死。

心电图特点:P 波规律出现,频率 74 次 / 分钟。P 波时限 80 ms;各导联 P 波形态正常,电压降低。PR 间期 160 ms,QRS 波时间 80 ms,QT 间期 360 ms;QRS 波电轴正常。P 波 I 、II 直立,aVR 导联倒置;肢体导联 T 波低平,V₁~V₅ 导联呈 rS 型。

心电图解析:参见实例 51。

实例 55

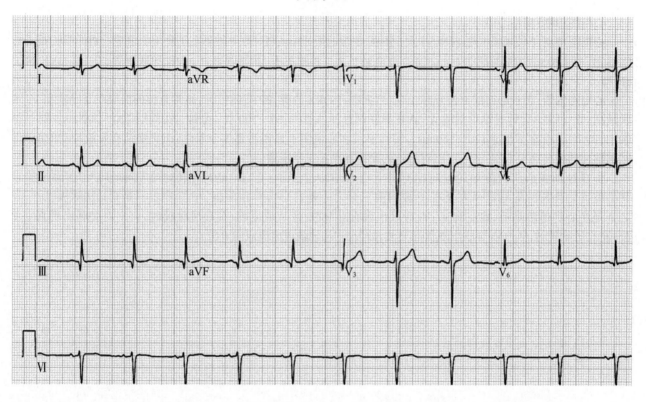

心电图诊断:窦性心律。

心电图特点:P波规律出现,频率75次/分钟。P波时限80 ms;各导联P波形态正常,电压正常。PR间期160 ms,QRS波时间80 ms,QT间期380 ms;QRS波电轴正常。P波在Ⅰ、Ⅱ导联直立,aVR导联倒置;Ⅱ、Ⅲ、aVF导联qR型。

心电图解析:窦性心律的P波规律出现,后面跟有QRS波群,PP间期相等。通常P波的振幅在Ⅱ导联和V_1导联最高,Ⅱ、aVF、V_5、V_6导联P波直立,aVR导联倒置,P波频率60~100次/分钟,PR间期120~200 ms。同一导联中,PP间期相差不超过120~160 ms。窦性P波在心电图上显现需要3个条件:①窦房结有发放冲动的能力;②窦性冲动能传递至心房;③心房肌对抵达的窦性冲动能正常应激。

窦性冲动在心房内传导的方向性有以下特点:①从上至下:Ⅱ、Ⅲ、aVF导联的轴方向指向下,因而这些导联P波直立且振幅高大;②从左至右:P波的前三分之一是右心房单独除极,中三分之一是双心房除极,后三分之一是左心房单独除极,故左胸V_5、V_6导联出现直立P波;③从后至前:右心房除极时,V_1~V_2导联出现直立P波;左心房除极时,V_1~V_2导联出现负向P波,故V_1~V_2导联可出现双向P波。

实例 56

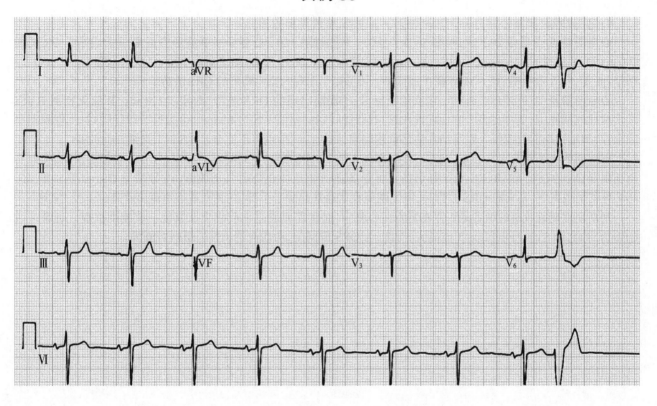

心电图诊断：窦性心律，陈旧性高侧壁心肌梗死，室性期前收缩。

心电图特点：P 波规律出现，频率 58 次 / 分钟。P 波时限 120 ms；各导联 P 波形态正常，电压正常。PR 间期 200 ms，QRS 波时间 110 ms，QT 间期 400 ms；QRS 波电轴左偏。P 波在 Ⅰ、Ⅱ 导联直立，aVR 导联倒置；Ⅰ、aVL 导联呈 qR 型，伴 T 波倒置；V_4～V_6 导联 T 波低平。可见提早出现的宽大畸形的 QRS 波群。

心电图解析：室性期前收缩的心电图诊断标准：①提前出现的 QRS 波群，时限≥120 ms，其前无相关 P 波；②多联律间期固定，如存在多个室性期前收缩，其联律间期的差值不超过 80 ms。③窦性节律规则时，代偿间期呈完全性；如室性期前收缩侵入窦房结并使之重建周期，则代偿间期也可不完全。④ST-T 呈继发性改变。

室性期前收缩起源于左心室，则左心室局部优先激动，冲动穿过室间隔至右心室，且右心室延迟激动，类似右束支阻滞，V_1 导联呈 qR、R、RS、RSr′等形态。同理，起源于右心室的室性期前收缩，V_1 导联呈 QS、rS 型。Ⅱ、Ⅲ、aVF 导联呈现直立、高大的 QRS 波群时，室性期前收缩通常起源于上部室间隔、右心室流出道高位。反之亦然。

判断室性期前收缩的患者是否存在器质性心脏病，通常需要通过询问病史及其他一些辅助检查。通常来说 QRS 波群宽，ST 段有等电位线，T 波高尖、对称、与 QRS 波同向，考虑有器质性心脏病可能大。

实例 57

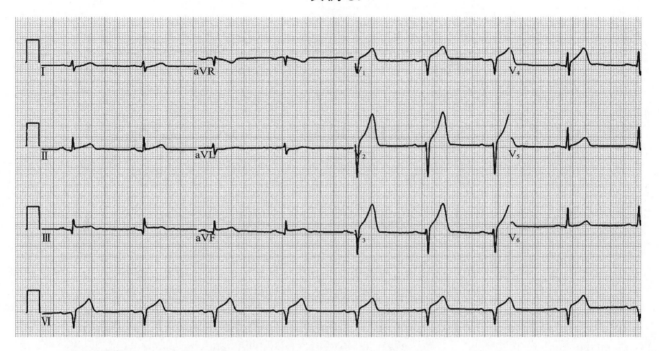

心电图诊断:窦性心律,急性下壁、前壁 ST 段抬高型心肌梗死(超急性期)。

心电图特点:P 波规律出现,频率 58 次 / 分钟。P 波时限 100 ms;各导联 P 波形态正常,电压正常。PR 间期 180 ms,QRS 波时间 100 ms,QT 间期 360 ms;QRS 波电轴正常。P 波在Ⅰ、Ⅱ导联直立,aVR 导联倒置;Ⅱ、Ⅲ、aVF 导联 ST 段水平抬高 0.5~1 mm,V_1~V_4 导联 J 点抬高伴 T 波高尖。

心电图解析:急性心肌梗死超急性期最常见的心电图表现为:①ST 段呈斜型抬高;②T 波高耸;③急性损伤阻滞及心律失常。T 波高尖通常为急性心内膜下缺血的表现,它是心肌缺血最早期的心电图改变。T 波可由原来的倒置变为直立,由原来的直立变为振幅增大、高尖。心脏损伤开始,ST 段便开始逐渐上移,数分钟后可达 2 mm,ST 段抬高几乎和 T 波同时变化,抬高的 ST 段被拉直,ST 段抬高呈斜型向上,与直立 T 波上升融合在一起。其余同前相关心肌梗死部分。

实例 58

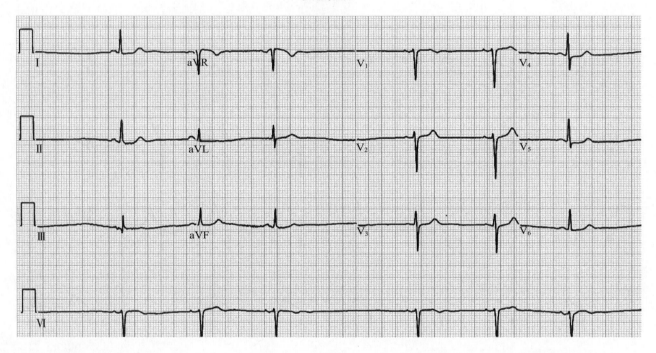

心电图诊断:窦性停搏。

心电图特点:P 波规律出现,频率 49 次 / 分钟,PP 间期不等。P 波时限 140 ms;各导联 P 波形态正常,电压正常。PR 间期 180 ms,QRS 波时间 100 ms,QT 间期 400 ms;QRS 波电轴正常。P 波在 I 和 II 导联直立,aVR 导联倒置;P 波出现无规律,伴长 RR 间期,最长 2.2 s。

心电图解析:窦性停搏的心电图诊断标准:①正常窦性节律中,突然出现长间期内无 P-QRS-T 波;②停搏时间长短不等,数秒至数十秒,常呈间期性发作,停搏的长 PP 间期与正常窦性周期不呈倍数关系;③长间期内可出现交界性逸搏或室性逸搏。窦性停搏可以是一过性迷走神经张力增高的缘故;药物因素也会产生窦性停搏;急性心肌炎、急性心肌梗死时窦房结病变或缺血可出现一过性窦性停搏;心动过速发作后有时可见一过性窦性停搏,这是心动过速对窦房结的超速抑制,通常可自行恢复,称为快慢综合征。应与病态窦房结综合征鉴别。

实例 59

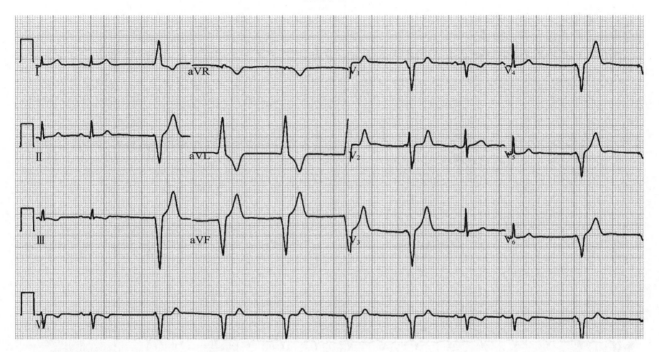

心电图诊断: 加速性室性自主心律。

心电图特点: P 波无规律出现,频率 76 次 / 分钟。P 波时限 100 ms;各导联 P 波形态正常,电压正常。PR 间期 180 ms,QRS 波时间 120 ms,QT 间期 340 ms;QRS 波电轴正常。P 波在 I、II 导联直立,aVR 导联倒置;可见宽大畸形的 QRS 波群,QRS 波频率为 64 次 / 分钟;可见室性融合波。

心电图解析: 加速性室性自主心律诊断要点:①QRS 波宽大畸形,时限≥120 ms,其前无相关 P 波;②心室率 60~130 次 / 分钟,一般持续时间短暂;③当频率接近窦性频率时,容易发生房室脱节、心室夺获或室性融合波。心室起搏点的正常频率只有 20~40 次 / 分钟,如果自律性增强,发放冲动的速率增快,则会出现心动过速。这种形式的心动过速发作初始和终止前期可见温醒现象,都是渐进性的。当形成室性融合波时,两种心搏的频率应该相近,不会相差太远。QRS 波形态介于窦性心搏和室性心搏之间。

实例 60

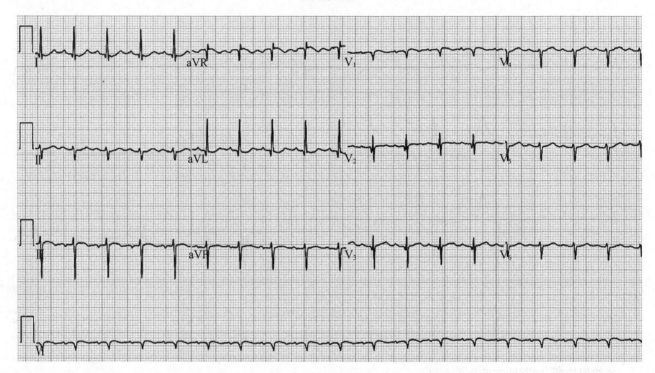

心电图诊断：窦性心动过速，左前分支阻滞，胸前导联 R 波递增不良。

心电图特点：P 波规律出现，频率 115 次／分钟。P 波时限 80 ms；各导联 P 波形态正常，电压正常。PR 间期 180 ms，QRS 波时间 80 ms，QT 间期 340 ms；QRS 波电轴左偏。P 波在 I 和 II 导联上直立，aVR 导联倒置；I、aVL 导联 QRS 波呈 qR 型，$R_{aVL} > R_I$；II、III、aVF 导联 QRS 波呈 rS 型，且 $S_{III} > S_{aVF} > S_{II}$。

心电图解析：左前分支阻滞的心电图标准有：①室上性节律；②电轴左偏，$-30°\sim-90°$，一般 $\geqslant-45°$ 者诊断可靠性大；③II、III 导联 QRS 波呈 rS 型，且 $S_{III} > S_{II}$；④I、aVL 导联 QRS 波呈 qR 型，$R_{aVL} > R_I$；⑤aVL 导联 R 波峰时间 $\geqslant 45$ ms；⑥QRS 波群时限正常或稍微延长。当左前分支阻滞时，冲动通过左后分支首先激动左心室后下壁。起始向量指向右、前、下，形成 II、III、aVF 导联的 r 波，I、aVL 导联的 q 波；然后冲动向左、前、上激动左心室前侧壁，形成 II、III、aVF 导联的 S 波，I、aVL 导联的 R 波。由于左前分支阻滞的综合向量指向左、前、上，aVL 导联轴方向比 I 导联更偏左上，因此，$R_{aVL} > R_I$，一般 I 导联无 S 波；同理，$S_{III} > S_{II}$。

实例 61

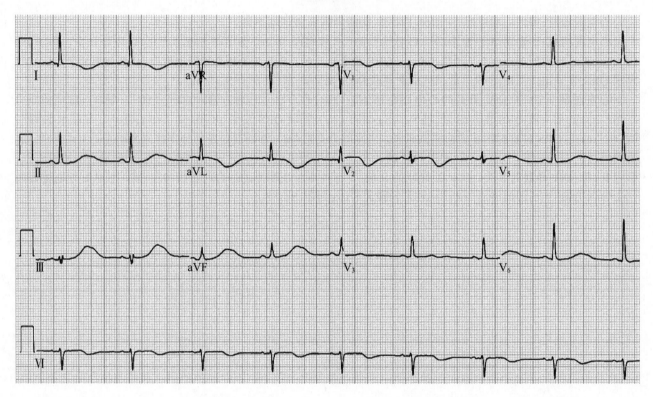

心电图诊断：窦性心律；长 QT 综合征；逆钟向转位。

心电图特点：P 波规律出现，频率 55 次 / 分钟。P 波时限 80 ms；各导联 P 波形态正常，电压正常。PR 间期 160 ms，QRS 波时间 80 ms，QT 间期 640 ms；QTc 间期 587 m，QRS 波电轴左偏。P 波在 Ⅰ、Ⅱ 导联直立，aVR 导联倒置；QT 间期明显延长，伴 ST–T 改变。

心电图解析：本图呈逆钟向转位，$V_3 \sim V_4$ 导联 QRS 波群以 R 波为主，呈 Rs 或 qR 型。通常见于左心室肥厚、A 型预激、后壁心肌梗死。深呼气时呈逆钟向转位。

长 QT 综合征的心电图主要的诊断依据：男性 QTc≥0.47 s，女性 QTc≥0.48 s，可做出独立的诊断。若 QTc 为 0.41～0.46 s，应进一步结合病史及其他诊断指标。

本图分析时需要注意的是：①QT 间期测量时应选择起点与终点较清楚的导联，一般选用标准 Ⅱ 导联，近年有人提倡以 V_3 或 V_4 导联测量为佳。测量 QRS 波起点到 T 波终点的时间，一般成人不超过 0.40 s。但在判断 QT 间期是否延长时，必须考虑到心率因素，因为心率快慢是复极时间长短的主要决定因素。最通用的心率校正公式是 Bazett 公式：QTc＝QT/RR。当 QT＞0.44 s 时才考虑 QT 间期延长。②观察 ST 和 T 波改变。③寻找 u 波。

实例 62

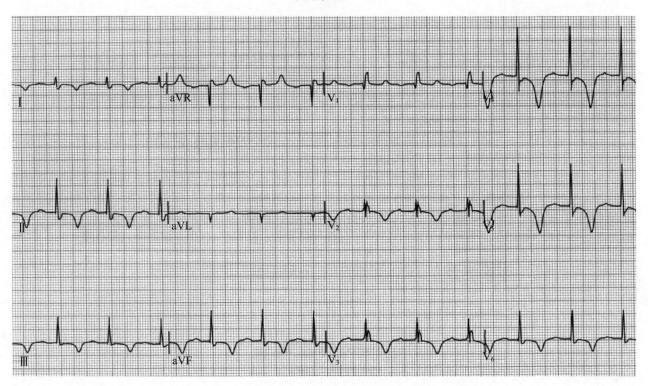

心电图诊断:窦性心律;一度房室传导阻滞;冠状 T 波改变;完全性右束支阻滞。

心电图特点:P 波在 II 导联直立,aVR 导联倒置;PR 间期 0.28 s;V_1 导联 QRS 波群 rSR′型,I、II、aVF 及 V_5、V_6 导联可见宽 S 波,QRS 波群时间大于 0.12 s;I、II、III、aVF、$V_2 \sim V_6$ 导联 ST 段压低伴 T 波倒置,最深达 1.3 mV,T 波降支与升支对称;aVR 导联 T 波直立。

心电图解析:该例心电图的一个重要特点是较广泛导联的 T 波倒置,特点为倒置 T 波幅度深,升降支对称,似一向下的"箭头",结合病史及相应导联 ST 段水平型下移,提示心肌缺血。此种心电图需注意与心包炎演变期、心尖肥厚型心肌病、急性脑血管病等原因导致的继发性 ST-T 异常相鉴别,通过临床病史、心脏超声检查等多可鉴别。正常 aVR 导联 T 波多倒置,该患者 aVR 导联 T 波直立应属不正常,目前认为 aVR 导联 T 波直立的人群长期预后不良。

右束支传导阻滞不影响心脏除极的初始向量,故一般不掩盖急性心肌梗死的心电图表现,少见情况下,右束支传导阻滞可出现 V_1 导联 QR 波及 III、aVF 导联 Qr 或 QR 波,但 II 导联及 V_2 以左导联不应出现 Q 波,如出现常提示心肌梗死。右束支传导阻滞的典型图形为 V_1 导联的 M 型 QRS 波,通常 V_1、V_2 导联会出现继发性 ST 段压低及 T 波倒置,而发生心肌缺血时 V_1 导联 T 波可直立(见于本例),I、II、III、aVF、$V_2 \sim V_6$ 导联的 ST-T 异常应属于心肌缺血导致的原发性 ST-T 异常。在急性心肌缺血同时发生右束支传导阻滞提示左前降支近端病变,长期预后差。

实例 63

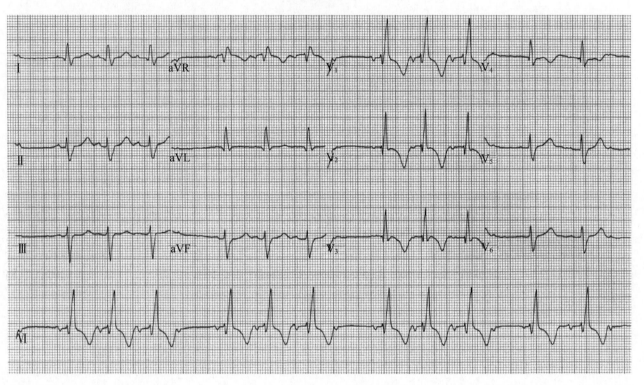

心电图诊断:窦性心律;左心房增大;二度 I 型房室传导阻滞;左前分支阻滞;长 QT 间期。

心电图特点:P 波在 II 导联直立,aVR 导联倒置;V_1 导联 P 波终末负向波深度大于 0.1 mV，时限大于 0.04 s;PR 间期逐渐延长,直至一个 P 波不能下传(本例中 4 个 P 波中有 3 个可下传即 4 : 3 下传),P 波脱漏后第一个心搏的 PR 间期恢复正常;V_1 导联 QRS 波群呈 rSR′型、I、II、aVF 及 V_5、V_6 导联可见宽 S 波,QRS 波群间期大于 0.12 s;V_1～V_3 导联 T 波倒置;I 及 aVL 导联呈 qRS 型,aVL 导联 R 波幅度大于 I 导联;II、III、aVF 导联呈 rS 型,III 导联 S 波深度大于 II 导联。心电轴左偏−50°。

心电图解析:

1. 左心房扩大　解剖学上,右心房位于心脏最右方,而左心房位于心脏最后方,窦房结位于右心房右上部,因此正常心房的除极顺序为从右心房至左心房,除极方向是先向前下,后转向左后。心电图上 P 波代表左右心房的激动,P 波前半部分代表右心房除极,而后半部分主要是左心房除极。在左心房增大的情况下,左心房除极时间延长,心房的除极终末向量更加向左、向后,心电图表现为 P 波时限的延长(≥0.12 s)或 P 波双峰(两峰间距>0.04 s,尤其 II、III、aVF 导联更为明显),V_1 导联 P 波终末负性部分加深更为明显。左心房扩大常见于二尖瓣疾病、心力衰竭及高血压病等器质性心脏疾病。

2. 二度房室传导阻滞　二度房室传导阻滞是指部分 P 波不能下传的房室传导阻滞,心电图上常表现为"成组心脏搏动"。依据阻滞前后 PR 间期的变化特征,二度房室传导阻滞可区分为莫氏 I 型和 II 型房室传导阻滞。在连续 2 个 P 波可以下传的前提下,单个 P 波下传受阻,阻滞发生后首次心搏的 PR 间期缩短,是诊断二度 I 型房室传导阻滞的必要条件,而阻滞发生后首次心搏的 PR 间期固定不变是诊断 II 型房室传导阻滞的必要条件。如 PR 间期逐渐延长,直至 P 波不能下传,然后周而复始,称为经典 I 型房室传导阻滞,如 PR 间期不恒定,增量无规律性,则为不典型 I 型阻滞。房室传导阻滞的心电图特征常可提示阻滞部位,I 型阻滞伴窄 QRS 波群者病变部位几乎均在房室结,伴宽 QRS 波者则可在希浦系统,也可在房室结,II 型阻滞部位在希浦系统,是安装起搏器的指证。

实例 64

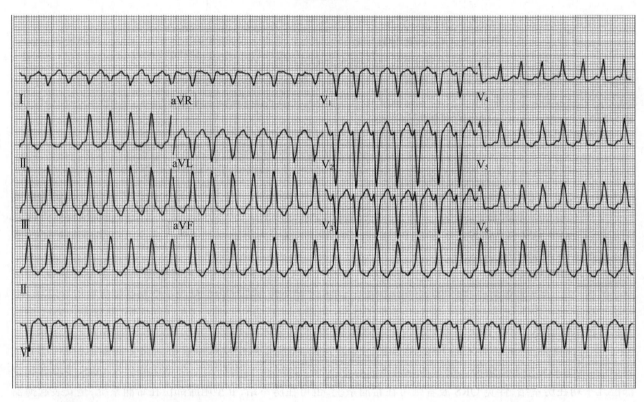

心电图诊断：室性心动过速；房室分离。

心电图特点：宽 QRS 波心动过速，频率为 180 次 / 分钟，QRS 波形态为左束支传导阻滞型，Ⅱ、V_1、V_4 导联可见窦性 P 波，频率约为 90 次 / 分钟。

心电图解析：本图为宽 QRS 波性心动过速，常需与室上性心动过速伴差异性传导或阻滞或旁道前传等鉴别。一般认为宽 QRS 波心动过速是指频率≥100 次 / 分钟、QRS 波时限≥120 ms 的心动过速。室性心动过速占宽 QRS 波心动过速的 80% 以上，其他的如室上性心动过速伴室内传导异常及逆向性房室折返性心动过速也可表现为宽 QRS 波心动过速。宽 QRS 波心动过速的鉴别诊断是经常面临的临床情形。通常明确以下几个方面有助于其的鉴别：

1. 病史　如果患者有器质性心脏病如心绞痛、心肌梗死、心力衰竭等病史，则倾向于室性心动过速的诊断。血流动力学情况不是鉴别室性心动过速与室上性心动过速的可靠指标。

2. 心电图　是鉴别的常用及可靠方法。

（1）房室分离：是最常用的鉴别室性心动过速与室上性心动过速的指标，室性心动过速时房室比例小于 1，而 P 波少于 QRS 波的房室分离在室上性心动过速伴差异性传导中罕见。

（2）室性融合波与室上性夺获：融合波就是来自不同部位的心室激动所形成的混合 QRS 波形，意味着存在房室分离，常见于频率较慢的心动过速。

（3）无人区电轴：电轴位于第四象限（−90°至±180°），此时心室除极的方向与正常除极方向完全相反，心电图表现在 $S_I S_{II} S_{III}$ 及 $S_I R_{II} S_{III}$。

（4）胸前导联的负向同向性：QRS 波极向均为正向或负向的表现称为 QRS 波同向性，可分为正向同向性及负向同向性，其中胸前导联 QRS 波负向同向性在室性心动过速诊断中的特异性很高，而正向同向性可见于少部分经旁路前传的预激性心动过速。

（5）Vereckei 在 2008 年提出一个简化的依靠 aVR 导联 QRS 波形态的鉴别流程图：①aVR 导联有初始 R 波，为室性心动过速，否则进行下一步；②r 波或 q 波>40 ms，为室性心动过速，否则进行下一步；③负向起始波的降支上有顿挫，为室性心动过速，否则进行下一步；④测量心室初始激动速度（Vi）与终末激动速度（室性心动过速）之比，Vi/Vt<1 者诊断为室性心动过速。

（6）Brugada 四步法：①$V_1 \sim V_6$ 导联 QRS 波群形态均无 RS 型，为室性心动过速，否则进行下一步。②$V_1 \sim V_6$ 导联 QRS 波群形态有 RS 型，其中有一个导联的 RS 间期（R 始点至 S 波谷点）大于 100 ms 者，为室性心动过速，否则进行下一步。③有房室分离者，为室性心动过速，否则进行下一步。④V_1 和 V_6 导联 QRS 波群形态符合室性心动过速图形者为室性心动过速，即呈右束支传导阻滞型时，V_1 导联呈 R、QR 或 RS 型，V_6 导联 R/S<1、呈 QS 或 QR 型波；呈左束支传导阻滞型时，V_1 或 V_2 导联 R 波>30 ms 或 RS 间期>70 ms，S 波有明显切迹，V_6 导联呈 QS 或 QR 型波），否则为室上性心动过速伴差异性传导或束支阻滞。

应该指出，宽 QRS 波心动过速的鉴别方法虽多，但任何一种均有一定的局限性，需要综合分析判断方能提高诊断准确率。

实例 65

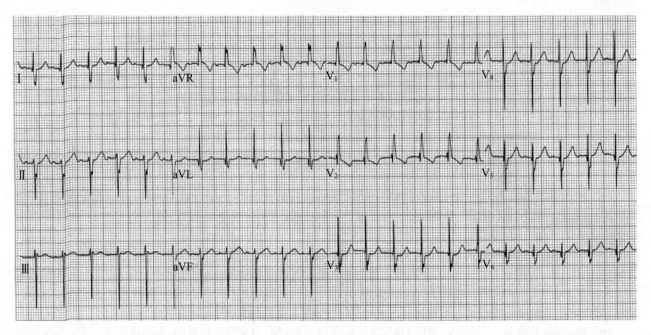

心电图诊断:窦性心动过速;电轴左偏;不全右束支传导阻滞。

心电图特点:P 波在 II 导联直立,aVR 导联倒置; 心率 125 次 / 分钟;aVR 导联 QRS 波群呈 qR 型,V$_1$ 导联 QRS 波呈 rsR′ 型;V$_3$～V$_6$ 导联 QRS 波群终末宽 S 波,时限约 0.06 s;QRS 波时限 0.09 s;电轴左偏。

心电图解析:该图的特征是 V$_1$ 导联出现高大的 R 波,需要考虑的诊断:①右心室肥厚:在不伴有右束支传导阻滞时,通常表现为高大 R 波伴或不伴有 Q 波,如 V$_1$ 导联 R/S 大于 1 也支持右心室肥厚的诊断,借助临床病史或心脏超声检查可进一步明确诊断。如右心室肥厚伴右束支传导阻滞,两者鉴别有时较为困难(见下述)。②右束支传导阻滞:由于激动由左心室通过室间隔最后激动右心室,因此心电图表现为 V$_1$、aVR 导联宽大 R 或 R′ 波,I、V$_5$、V$_6$ 导联终末宽大 S 波。应该认识到右束支传导阻滞不合并右心室肥厚较合并右心室肥厚更为常见,如 R′ 波大于 12 mm、显著的 R′ 波使 QRS 波时限超过 0.14 s 或伴有额面电轴时,需考虑合并右心室肥厚的可能。③预激综合征:旁路位于心脏后壁,初始除极向量向前,从而出现 V$_1$～V$_6$ 导联的高大 R 波,依据缩短的 PQ 间期和 δ 波容易正确诊断。④后壁心肌梗死:此种情况下,后壁的除极向量消失导致综合除极向量更加向前,V$_1$ 和(或)V$_2$ 导联可出现 RS 波或单一的 R 波,此时加做 V$_7$～V$_9$ 导联,如出现病理性 Q 波或 QS 复合波支持该诊断。⑤逆钟向转位:在心脏极度转位情况下(如左肺切除术后),左心室的向量投射到 V$_1$ 导联,可出现 V$_1$ 导联呈现 qR 型。

实例 66
（75 岁）

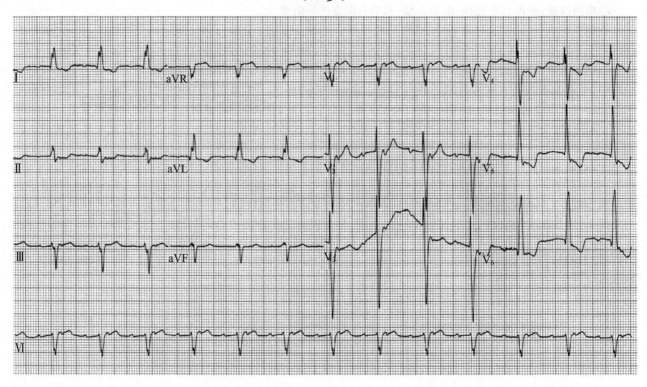

心电图诊断:房性心动过速;2∶1 房室传导阻滞;左心室肥厚。

心电图特点:P 波在 I 导联为负向,在 II、aVF 和 aVR 导联直立,频率为 160 次/分钟,PR 间期 0.24 s,不符合窦性心律诊断标准,考虑房性心动过速;心房率 157 次/分钟,心室率 78 次/分钟,为房室 2∶1 传导;$R_{aVL}+S_{V_3}$ 大于 20 mm,且 I、aVL、$V_4\sim V_6$ 导联 ST 段下斜型压低并 T 波倒置。

心电图解析:左心室肥厚是非常常见的病理现象,常见病因包括高血压病、瓣膜性心脏病及心肌病等。目前心脏超声是诊断左心室肥厚的方便且实用的手段,但心电图在诊断左心室肥厚中仍有一定的价值。目前心电图诊断左心室肥厚的指标较多,如果一个大于 40 岁的成年人符合以下一个或数个电压标准,可诊断为左心室肥厚。胸导联 R_{V_5} 或 $R_{V_6}>2.5$ mV;$R_{V_5}+S_{V_1}>4.0$ mV(男性)或>3.5 mV(女性);肢体导联中 $R_I>1.5$ mV;$R_{aVL}>1.2$ mV;$R_{aVF}>2.0$ mV;$R_I+S_{III}>2.5$ mV;$R_{aVL}+S_{V_3}>2.8$ mV(男)或 2.0 mV(女)。

对本图需要注意的是,如果临床病史有应用洋地黄类药物时,应警惕有洋地黄中毒的心电图诊断。尽管目前治疗的药物和手段非常之多,但洋地黄类药物仍然是改善心力衰竭症状的重要治疗药物,该类药物的有效血药浓度和中毒浓度较为接近,治疗窗口很窄,因此药物中毒并不少见,低体重、肾脏功能不全、电解质紊乱、急性缺血情况下更加容易发生。洋地黄中毒几乎可产生所有的心律失常,最常见的是频发室性期前收缩,尤其是室性期前收缩二联律,也可发生单形或多形室性心动过速、心室颤动、心房颤动、房性心动过速等,其中房性心动过速伴房室传导阻滞是一种罕见但非常典型的心律失常。

实例 67

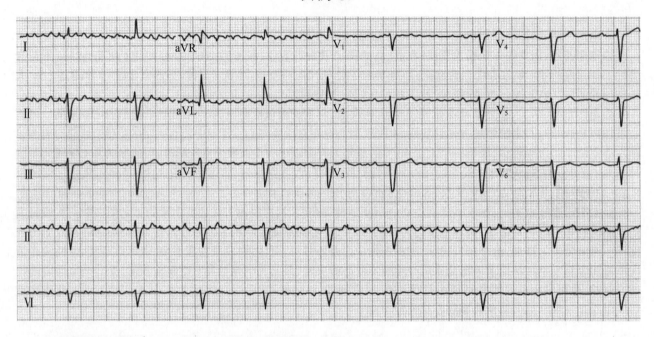

心电图诊断：窦性心律；干扰；一度房室传导阻滞；电轴左偏。

心电图特点：Ⅰ、Ⅱ、aVR 导联可见细小的锯齿样波，类似心房颤动时的 f 波，但通过分析同步记录的Ⅲ、V₁ 导联等，可以确认上述导联的细小锯齿样波属于干扰；PR 间期 0.28 s；Ⅰ 及 aVL 导联 qR 型，aVL 导联 R 波幅度大于Ⅰ导联，Ⅱ、Ⅲ、aVF 导联 rS 型，Ⅲ导联 S 波深度大于Ⅱ导联，心电轴左偏；V₁～V₆ 导联呈 rS 型。

心电图解析：当看见"异常心电图"时，首先应考虑是否存在有特别的地方，如心电图伪差。伪差是指发生于心脏电活动以外的心电图改变。常见的伪差可见于肌肉颤动、交流电、磁场干扰、导线及电极接触不良和肢体活动等。正确识别伪差对于减少误诊及不必要的治疗有重要的意思。如果存在以下情形需怀疑伪差的存在：①发作前后心电图记录基线不稳，漂浮不定，存在粗大的干扰波；②发作时 QRS 波群振幅高大、增宽且不等，但仔细分辨仍能从其中观察到与发作前后的窦性心律一致的 QRS 波群；③伪差在不同导联程度不同，仔细分析同步记录的其他导联有助于鉴别；④询问伪差发生时患者是否有心悸、黑矇及晕厥等症状。

实例 68

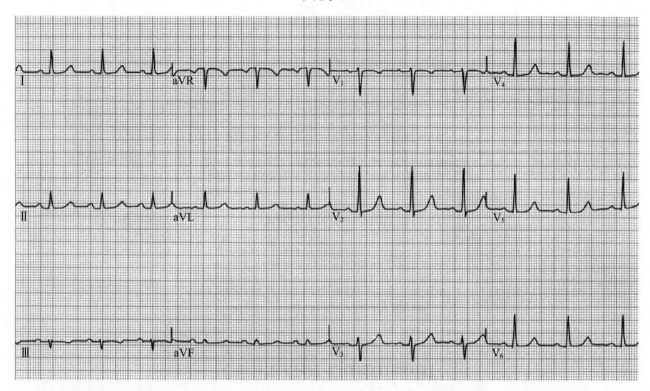

心电图诊断:窦性心律,V_2 导联电压异常(可能是 V_2 和 V_3 导联电极放置不正确)。

心电图特点:P 波在 Ⅱ 导联直立,aVR 导联倒置,提示窦性心律;PR 间期 0.20 s;V_1 导联 QRS 波群呈 rS 型;V_2 导联 R 波高大,$V_3 \sim V_6$ 导联 QRS 波过渡正常。

心电图解析:应该熟悉正常心电图的表现及常见的正常变异。当胸前相邻导联出现不能解释的 R波增大或减小时,应该意识到导联位置接错的可能性。

实例 69

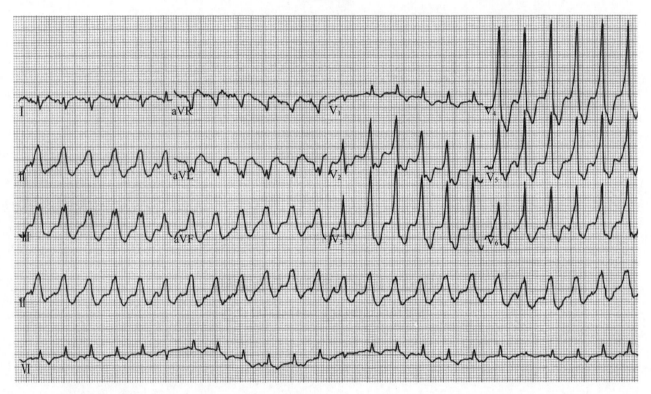

心电图诊断：室性心动过速；窦性心动过速；房室分离。

心电图特点：宽 QRS 波心动过速，频率为 146 次 / 分钟，QRS 波形态为右束支传导阻滞型，长 V_1 导联可见窦性 P 波，频率约为 120 次 / 分钟，第 6 个 QRS 波稍提前，称室上性图形（考虑为窦性夺获）。

心电图解析：该心电图为室性心动过速。支持点有：①房室分离：长 V_1 导联可见窦性 P 波，P 波个数小于 QRS 波群个数，另可见窦性夺获；②胸前导联 QRS 波正向同向性；③aVR 导联 QRS 波呈 QS 型，且 QS 波降支有顿挫。

实例 70

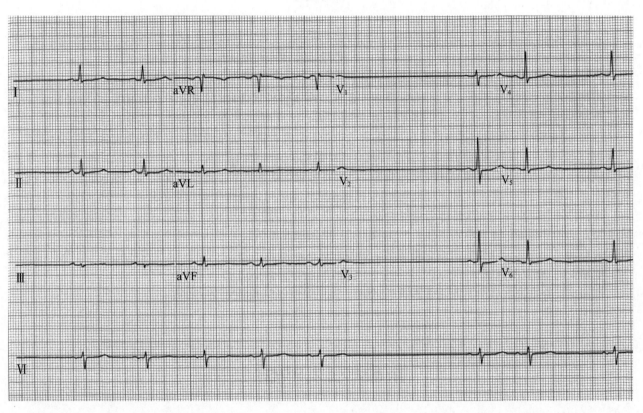

心电图诊断：窦性心律；病态窦房结综合征。

心电图特点：心率 50 次 / 分钟；PR 间期 160 ms；QRS 波时程：80 ms；QT 间期 360 ms；QRS 波电轴正常范围。中间可见窦性 P 波和 QRS 波群的缺失，表现为窦性停搏（或理解为窦房结内的传导阻滞）。

心电图解析：病态窦房结综合征的主要心电图表现：①持续而显著的窦性心动过缓（不超过 50 次 / 分钟），且并非由药物引起；②窦性停搏与窦房阻滞；③窦房阻滞与房室传导阻滞同时并存；④心动过缓–心动过速综合征：指心动过缓与房性快速性心律失常交替发作，后者通常为心房扑动、心房颤动或房性心动过速。

随着年龄的增长，窦房结逐渐纤维化，但窦房结功能不全患者的窦房结纤维化和萎缩程度大于同等年龄组正常人群。无器质性心脏病者和病窦综合征患者均存在年龄相关的窦房结功能改变。基础窦房结功能（例如心率、窦房结恢复时间和窦房传导时间）与年龄增长无关，但固有窦房结功能随着年龄增长而受损。年轻人副交感神经占优势而老年患者交感神经占优势，年龄相关的交感神经活性增强可以掩盖年龄相关的固有窦房结功能衰退。

窦性停搏与二度Ⅰ型窦房传导阻滞的主要鉴别点是无 PP 间期进行性缩短而后出现长 PP 间期的规律，与二度Ⅱ型窦房传导阻滞的主要鉴别点是长 PP 间期与短 PP 间期无整倍数关系，与三度窦房传导阻滞的主要鉴别点是后者窦房结电图可记录到窦房结起搏活动。短暂的窦性停搏又称为窦性暂停，窦性停搏或窦性暂停后，窦性 P 波并不能及时"恢复"，而窦房传导阻滞引起的长间期窦性心律能预期出现。

本心电图存在窦性心律不齐，依据本心电图难以鉴别窦性停搏和窦房传导阻滞。

实例 71

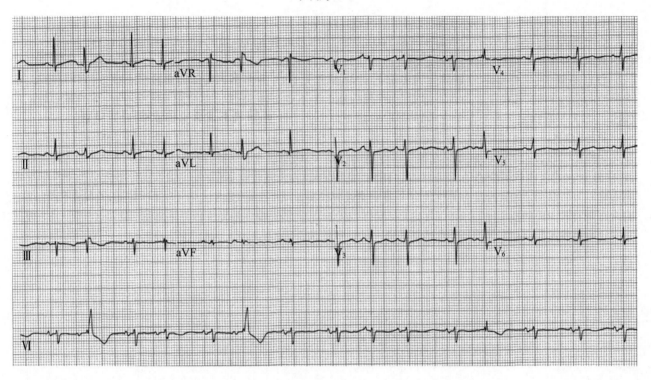

　　心电图诊断:窦性心律;房性期前收缩伴室内差异性传导;ST-T 改变。

　　心电图特点:心率 95 次 / 分钟;PR 间期 140 ms;窄 QRS 波时程 84 ms;宽 QRS 波时程 110 ms;QT 间期 390 ms;QRS 波电轴左偏。有提早出现的窄和宽 QRS 波群且其前均有"P"波存在。

　　心电图解析:房性期前收缩伴室内差异性传导时宽大 QRS 波多小于 0.14 s,多数呈右束支传导阻滞型,前有异位的房性 P′波,多位于 T 波的下降支上,代偿间期多为不完全性,图形上多呈现 rsR 三相波。室性期前收缩的 QRS 波多大于 0.14 s,多数呈左束支传导阻滞型,前无异位的房性 P′波,代偿间期多为完全性。

　　此外,房性心动过速伴随房室传导比率不同或频发房性期前收缩时,由于每次心搏的 RR 间期改变,也常出现差异性传导现象。鉴别要点:如果在频发房性期前收缩、心房颤动或者房扑伴房室传导比例不同时,见到宽 QRS 波,应注意在此之前的两个心动周期的 RR 间期。如果在宽 QRS 波之前不存在长 RR 间期,那么应是室性期前收缩而非差异性传导。如何排除差异性传导并鉴别室性异位搏动呢? 在宽 QRS 波中无法识别任何差异性传导,但它们常跟随在长 RR 间期而非短 RR 间期之后。同样也无法用频率依赖性差异性传导来解释,因为这些宽 QRS 波的频率比其他窄 QRS 波低,因此,这些异位搏动一定是室性的。

实例 72

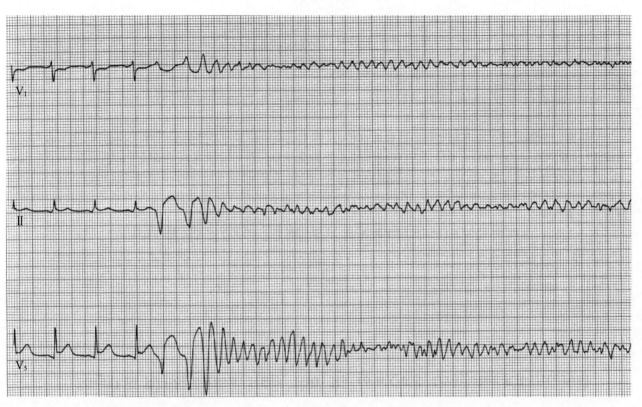

心电图诊断：窦性心律；室性心动过速；心室颤动。

心电图特点：起始心率 96 次 / 分钟；PR 间期约 120 ms；QRS 波时程 78 ms；QT/QTc 间期 320 ms/405 ms。心室颤动由许多相互交叉的折返电活动波引起，其心电图波形、振幅与频率均极不规则，无法辨认 P 波、QRS 波群、ST 段与 T 波，频率达 150～400 次 / 分钟。

心电图解析：心室颤动简称室颤，是指心室发生无序的激动，致使心室规律有序激动和舒缩的功能消失，其均为功能性的心脏停跳，是致死性心律失常。

心室颤动的触发灶可能有相对集中的起源部位，目前文献报道较多的是普肯野纤维系统起源，其次为右心室流出道（right ventricular outflow tract, RVOT）起源。心室颤动的维持也可能来自折返或转子的多形性。折返子波，无论是单形性还是多形性，都可由计算机模拟出来；而转子（定义为围绕功能性障碍区旋转的持续性电活动）已经在动物活体实验中得到证实。总之，心室颤动是一组异源性电紊乱的最终结果，因此，心室颤动不能单纯以一种机制解释所有病例。

本心电图 V_1 导联 ST 段压低，V_5 导联 ST 段抬高，高度怀疑是心肌缺血梗死诱发心室颤动。

实例 73

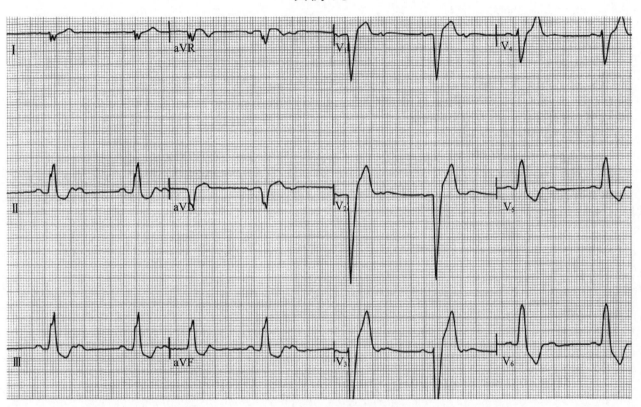

心电图诊断：房室传导阻滞（二度Ⅰ型）；完全性左束支传导阻滞。

心电图特点：心率 49 次 / 分钟；QRS 波时程 158 ms；电轴右偏。

心电图解析：二度Ⅰ型房室传导阻滞（称 Morbiz Ⅰ型）：PR 间期进行性延长，直至一个 P 波受阻不能下传心室；相邻 PR 间期呈进行性缩短，直至一个 P 波不能下传心室；包含受阻 P 波在内的 PR 间期小于正常窦性 PP 间期的 2 倍。二度Ⅱ型房室传导阻滞（称 Morbiz Ⅱ型）：心房冲动传导突然阻滞，但 PR 间期恒定不变，下传搏动的 PR 间期正常或延长。2∶1 房室阻滞可属二度Ⅰ型或Ⅱ型房室阻滞。若同时记录到 3∶2 阻滞，第二个心动周期之 PR 间期延长，便可确认为Ⅰ型阻滞。

对单纯的 2∶1 房室传导阻滞，如何鉴别是二度Ⅰ型还是二度Ⅱ型呢？可以用足量的心电图纸来等待其传导比例发生改变。有时比例改变可以自发出现，但更多情况下，比例改变发生在心率减慢的时候。注意记录睡眠时的心电图，此时心率常常是减慢的。或者通过颈动脉窦按摩来减慢心率，也可让患者安静平躺以使心率变慢，然后记录心电图。

实例 74

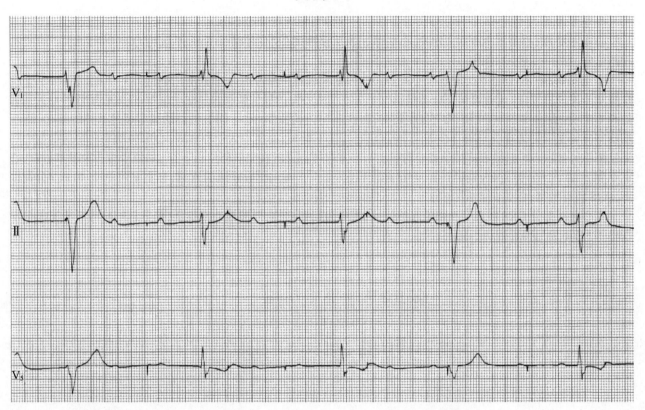

心电图诊断:窦性心律;三度房室传导阻滞;室性逸搏;起搏器带动不良。

心电图特点:心房率 100 次 / 分钟,心室率 31次 / 分钟;QRS 波时程 0.16 ms;P 波与 QRS 波群无关。可见有起搏信号,部分可以带动 QRS。

心电图解析:本图的特点是 P 与 QRS 无关,根据其表现特点考虑为三度房室传导阻滞。但首先需要和干扰性房室分离进行鉴别。干扰性房室分离是指位于房室结或心室的异位激动快速激动组织,使之在窦性冲动到达时处于不应期。此时房室传导组织没有发生病变,因而没有房室阻滞。此时 QRS 波群的频率超过 P 波的频率。而三度房室传导阻滞则表现为心房与心室活动各自独立,互不相关;心房率快于心室率,心房冲动来自窦房结或心房异位节律(房性心动过速、心房扑动或心房颤动);心室起搏点通常在阻滞部位稍下方。如位于希氏束及其近邻,心室率 40~60 次 / 分钟,QRS 波群正常,心律亦较稳定;如位于室内传导系统的远端,心室率可低至 40 次 / 分钟以下,QRS 波群增宽,心室节律亦常不稳定。

本心电图部分 QRS 波前有相邻的起搏信号,考虑为起搏心律,但起搏心率极低,部分起搏信号后面不能带动 QRS 波,考虑为起搏器带动不良。

实例 75

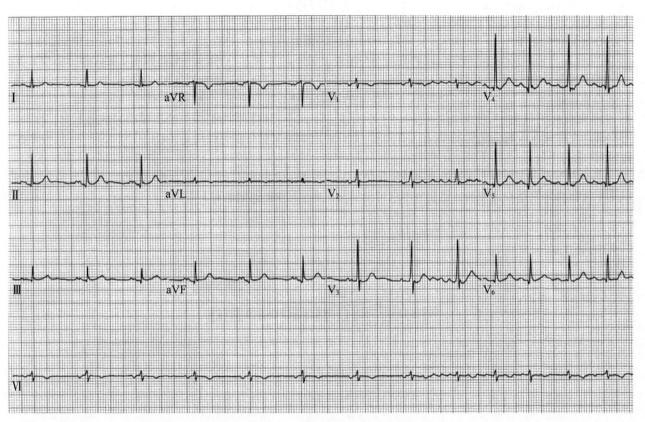

心电图诊断:窦性心律;阵发性心房颤动。

心电图特点:心室率 82 次 / 分钟;PR 间期 160 ms;QRS 波时程 86 ms;QT/QTc 间期 340/397 ms;QRS 波电轴正常。可见提前出现的房性异位 P'波,该 P'波形态与窦性 P 波不同并诱发心房颤动。后半段为 f 波代替了窦性 P 波,并引起不规律 QRS 波传导。

心电图解析:阵发性心房颤动是临床上经常见到的一种心律失常,但多数病例发作时常常不能记录到心电图,而反复发作时自觉症状会逐渐减轻,未进行治疗而在不知不觉中转变为持续性心房颤动的病例不少。阵发性心房颤动在临床上表现为突然发作,在发作数秒、数分钟或数小时后可以突然终止。心电图上表现为 f 代替 P 波,RR 间期绝对不等。

本心电图表现为开始为正常的 P 波,PR 段位于基线水平,PR 间期 0.16 s,P 波振幅 0.2 mV,为正常波形,由此波形不能预测阵发性心房颤动。但在后半段可见异常 f 波并见 RR 间期绝对不等。

实例 76

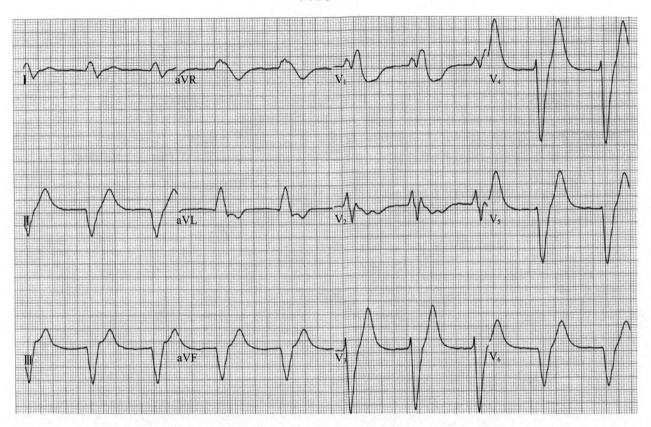

心电图诊断:加速性室性自主心律;高钾血症。

心电图特点:无 P 波,心率 60 次/分钟;QRS 波时程约 255 ms;QT/QTc 间期 720 ms/720 ms;QRS 波电轴左偏。有高钾血症心电图表现:ST 段缩短,T 波高尖,QRS 波增宽,P 波消失。

心电图解析:早期的高钾血症心电图表现包括尖峰样 T 波、QT 间期缩短和 ST 段压低。这些变化之后,束支传导阻滞导致 QRS 波群不断增宽,PR 间期延长,P 波振幅降低。慢性肾衰竭患者往往是低钙高钾,此时心电图上 T 波双肢对称、尖顶,但是波幅不高,甚至往往低矮,和典型的急性高钾血症心电图有所区别。

心房肌细胞对高钾血症最为敏感,高钾血症时心房肌失去应激能力,但结间束可以正常传导,心电图不见 P 波,需要连续描记方能发现 QRS 符合窦性节律,QRS 多数宽大,酷似室性逸搏,但是频率比室性逸搏快,可以与病态窦房结综合征鉴别。

结合病史可考虑存在高血钾等内环境紊乱。

实例 77

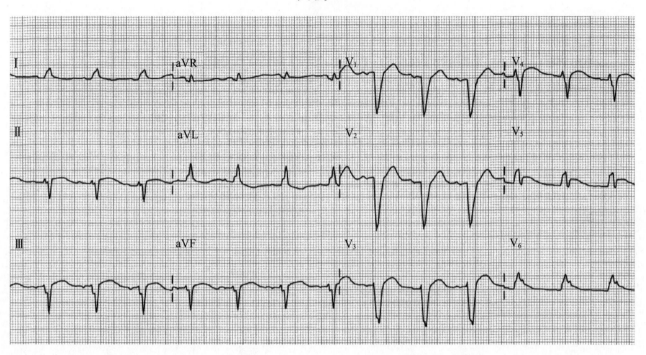

心电图诊断：窦性心律；电轴左偏；完全性左束支阻滞；ST-T 改变。

心电图特点：心率 84 次 / 分钟；PR 间期 160 ms；QRS 波时程 158 ms；QRS 波电轴左偏。

心电图解析：左束支阻滞具有特征性的 ST-T 改变。ST-T 向量背离 QRS 向量，因此存在宽 R 波的导联上可见 ST 段压低以及 T 波双向或倒置。然而，有些 ST-T 改变并不符合左束支阻滞的特征，例如典型的墓碑状 ST-T，则即使伴有左束支阻滞，仍应视为由急性心肌缺血造成。换言之，ST 段抬高或压低有些是左束支阻滞的结果。当 ST 段抬高或压低不符合左束支阻滞的特点时，结合病史和血清学检查，则可以明确诊断心肌缺血。因此，在有宽 R 波的 Ⅰ、aVL、V₆ 导联上，ST 段压低应视为束支阻滞的结果；当这些导联上出现 ST 抬高，则并非由于传导阻滞引起，而是提示心肌缺血。相反，在有宽 S 波的 V₁、V₂ 和 V₃ 导联上，左束支阻滞可使 ST 段抬高；当这些导联上出现 ST 段压低，则是急性心肌缺血的可靠标志。

本心电图如病史中合并有胸痛，且 V₅～V₆ 导联 ST 段抬高，应高度怀疑合并心肌梗死，需完善酶学检查，随访心电图演变。

实例 78

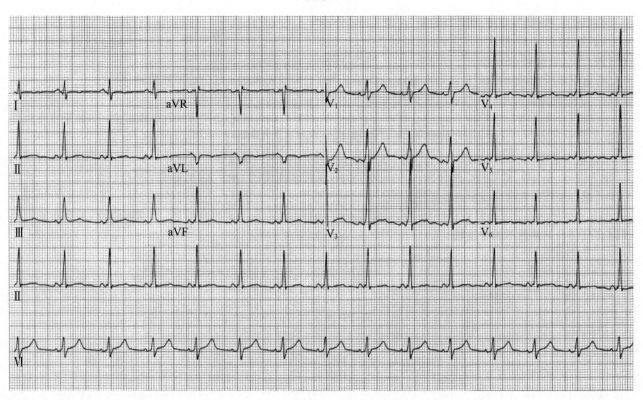

心电图诊断:窦性心律;预激综合征(A 型)。

心电图特点:心率 91 次/分钟;PR 间期 90 ms;QRS 波时程 98 ms;QT/QTc 间期 285/351 ms;QRS 波电轴正常。QRS 波增宽,且前有 delta 波。

心电图解析:典型的预激是激动由房室旁道(肯氏束)下传预先激动一部分心室肌所致,旁道的位置判断见前面理论部分(预激综合征)。

预激综合征合本身诊断并不难,当合并有心房纤颤时则需要与室性心动过速的心电图鉴别。①如果室率极度快(200 次/分钟左右),QRS 增宽畸形,室律不齐,首先应考虑为心房纤颤合并预激综合征。②如果各导联 QRS 波群方向、形态和既往出现的预激综合征 QRS 波群基本相同,则说明是预激综合征合并心房纤颤。③若心动过速出现 RR 间期显著不等,则支持心房纤颤。④如果在长间期后出现正常的 QRS 波群,多说明不是室性心动过速,而是心房纤颤合并预激综合征或室内差异性传导。⑤如果在略长的 RR 间期后,出现较多的多种中间形态的室性融合波,则多支持预激综合征合并心房纤颤。⑥如果能看到 f 波与 Δ 波,则更有助于诊断。⑦相反,室性心动过速时室性融合波很少见并且不如此频繁。

实例 79

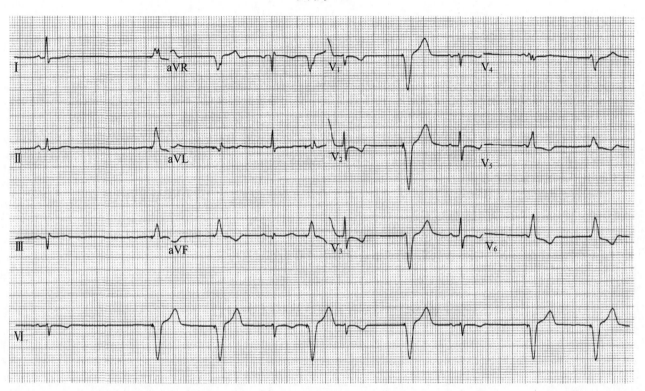

心电图诊断：窦性心动过缓；起搏心律（感知不佳）。

心电图特点：自身心率 29 次 / 分钟；自身心律 PR 间期 160 ms；自身心律 QRS 波时程 90 ms；第五个 QRS 波为起搏脉冲，如期发放，没有被前面自身的 QRS 波群抑制，说明起搏器感知功能不良。

心电图解析：起搏器安装以后大部分正常工作，但以下原因可引起感知不佳：①自身波形变化，如束支传导阻滞、心室颤动、室性心动过速、心房颤动等，由于自身波形变化导致振幅降低，不被感知；②心肌梗死；③导线移位或位置不正，与心肌线织接触不良；④电池耗竭；⑤部件损坏；⑥代谢或药物影响；⑦功能性感知不足。

如感知不足仅偶尔出现，亦即期前收缩发生甚少，可不必处理。感知不足可发生于心房或心室，引起竞争心律，如发生于心室或心房的易损期，可引起室性心动过速或心室颤动，但这种情况十分少见。随诊时的磁铁试验亦可引起感知不足而致竞争心律。

代谢紊乱和药物也能影响感知阈值，IC 类抗心律失常药可改变感知阈值，高钾是最常见的代谢紊乱。起搏器电池电压输出很低水平时，可引起感知不足。

本心电图底行的 V_1 导联心电图包含 10 个 QRS 波，第 4 至第 5 个 QRS 波间距不到 600 ms，考虑起搏器感知不佳。同时，第 1 至第 2 个 QRS 波间距大于 1.6 s，考虑起搏器感知过度可能。

实例 80

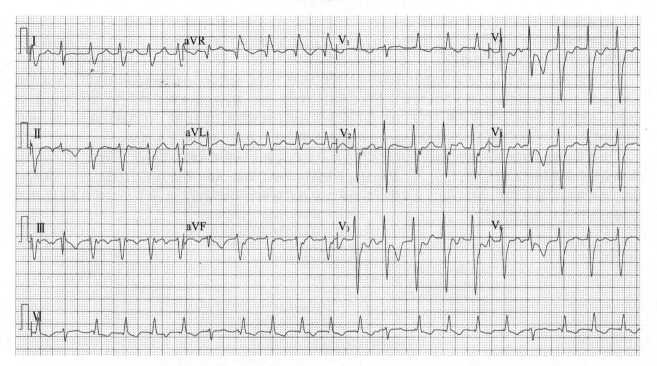

心电图诊断： 室性心动过速（分支型）。

心电图特点： ①P 波消失，宽 QRS 波性心动过速（0.12 s）；②Ⅱ、Ⅲ、aVF 导联呈 rS 型，V_1 导联呈完全性右束支阻滞型，电轴左偏；③可见窦性夺获。

心电图分析： 分支型室性心动过速（FVT）系一种特殊类型的室性心动过速，是指起源点来自左后分支或左前分支所致的室性心动过速，它属于左室特发性室性心动过速中的一种。常发生于无明显器质性心脏病的患者，发作时心电图呈完全性右束支传导阻滞（CRBBB）或不完全性右束支传导阻滞（ICRBBB），伴电轴左偏或右偏。因其电生理特性及心电图表现极易与室上性心动过速相混淆，早期诊断并及时合理治疗非常重要。

大多数文献认为分支型室性心动过速是起源于左后分支及其浦氏纤维网内的局部折返。当然也有学者认为其折返环可能范围相对较大，可以由中间隔延伸至左室间隔的下壁心尖部。Aiba 等认为在左室基底部存在维持室性心动过速的缓慢传导区，室性心动过速发作时激动从左室基底部向心尖部缓慢激动，然后沿左后分支向心尖部和基底部两个方向快速传播。

实例 81

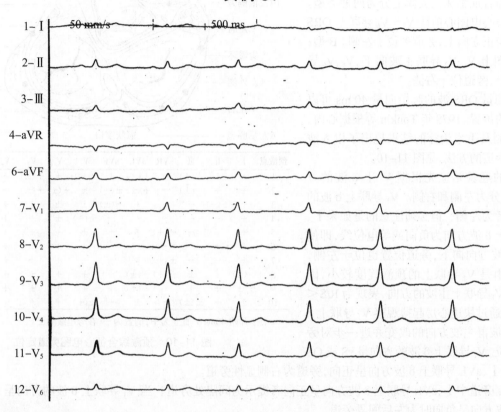

心电图诊断：A 型预激。

心电图特点：①窦性 P 波，PR 间期 < 0.12 s；②QRS 波前有 δ 波，V_1 导联 δ 向上。

心电图解析：预激综合征的人群发病率为 0.1‰~3.1‰，但仅有 40%~80% 发生心律失常（包括心房扑动和心房颤动）。房室旁道的存在是由于在心脏发育过程中发生纤维组织缺陷，在房室环上残存联系心房和心室肌异常通道的肌肉束，从而构成组织学上类似希氏束的组织——房室旁道。房室旁道的存在是预激综合征的解剖学基础，也是并发心律失常的电生理学基础。房室旁道的定位诊断方法有心电图和腔内电图。一般认为旁道可分为显性和隐匿性两种。

预激综合征临床上大体上分为两种类型。A 型：体表心电图心前区 V₁～V₆ 导联上 QRS 波的主波均正立向上，旁道多位于左侧。B 型：体表心电图上 V₁、V₂ 导联主波向下，V₅、V₆ 导联主波向上，旁道位于右侧。

通过测量 QRS 波的起始向量 40 ms 可以确定旁道的位置。1978 年 Tonkin 等根据心内、外膜的标测及手术治疗的结果提出了以 δ 波向量推测旁道的方法，见图 11-10。

我们的经验是应先根据 V₁ 上 δ 波的方向，将旁道分为左侧和右侧。V₁ 导联上 δ 波的方向向上者为左侧，但必须注意的是如果 I、aVL 导联上 δ 波方向为负向或等电位线，即使 V₁ 导联主波方向向下，旁道位置也位于左侧，可能的理由是 V₁ 导联上的预激程度较小，因而不改变 V₁ 导联上主波的方向，表现为 R/S＜1，此时可通过快速心房起搏观察 V₁ 导联上 δ 波和 QRS 波群主波方向的改变并进一步对旁道进行定位。V₁ 导联上 δ 波的方向呈 rS 或 QS 波形态，且 I、aVL 导联上 δ 波方向呈正向，旁道为右侧显性旁道。

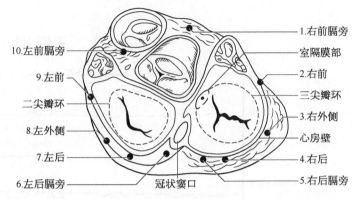

图 11-10 预激综合征心电图旁道定位

左侧标注（自上而下）：10.左前膈旁、9.左前、二尖瓣环、8.左外侧、7.左后、6.左后膈旁

右侧标注（自上而下）：1.右前膈旁、室隔膜部、2.右前、三尖瓣环、3.右外侧、心房壁、4.右后、5.右后膈旁

底部标注：冠状窦口

预激点	I	II	III	aVR	aVL	aVF	V₁	V₂	V₃	V₄	V₅	V₆
1	+	+	+(±)	−	±(+)	+	±	±	+(±)	+	+	+
2	+	+	−(±)	−	+(±)	±(−)	±	+(±)	+(±)	+	+	+
3	+	±(−)	−	−	+	−(±)	±	±	±	+	+	+
4	+	+	−	−		±(+)	±	+	+	+	+	+
5	+	−	−	−(+)	−	+	±	+	+	+	+	+
6	+	−	−	−	±	+	+	+	+	+	+	+
7	+	−	−	±	±(+)	+	+	+	+	+	+	−(±)
8	−(±)	±	±	±(+)	−(±)	±	+	+	+	+	−(±)	−(±)
9	−(±)	+	+	−	−(±)	+	+	+	+	+	+	+
10	+	+	±(±)	−	±	±(+)	+	+	+	+	+	+

注：开始40ms δ 直立为＋，倒置为－，在等电线为±。

在左侧旁道中 I、aVL 导联上 δ 波方向呈正向者提示为间隔处旁道；当 V₁ 导联上 δ 波的方向呈 rsr′ 波形态、aVF 上 δ 波方向呈负向时为左后间隔旁道。

若 I、aVL 导联上 δ 波为负或等电位线则为左后侧壁及远处旁道，且 I、aVL 导联上 δ 波方向负向愈深旁道离冠状窦口处愈远。在远离冠状窦口的位置 aVL 上 δ 波方向负向早于 I 导联出现，且 aVL 导联上 q 波深度大于 I 导联。

在右侧旁道中，V₁ 上 δ 波的方向正立者为右侧游离壁，呈负向或等电位线者为右侧间隔处旁道。如右侧间隔处旁道时 aVF 上 δ 波方向正立者为前间隔。aVF 上 δ 波方向倒置或等电位线，同时 II 导联上 δ 波方向倒置者为后间隔，若同时 II 导联上 δ 波方向直立则为右中间隔处旁道。

实例 82

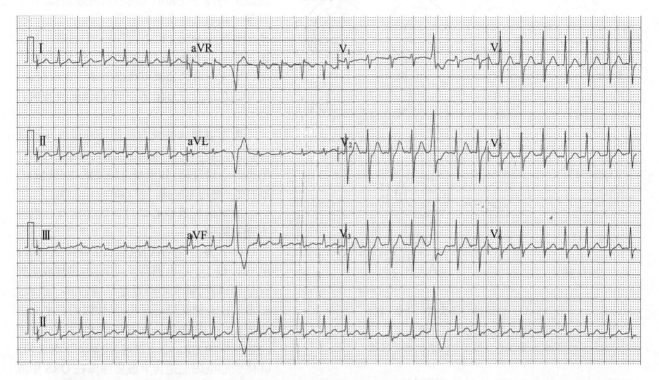

心电图特点:①为窄 QRS 波群性心动过速;②各导联上未见逆传 P'波,心率 150 次 / 分钟左右;③可见室性早搏。

心电图诊断:阵发性室上性心动过速;室性期前收缩。

心电图解析:临床上狭义阵发性室上性心动过速多由房室旁道(房室旁道又分为显性预激和隐匿性旁道两种)和房室结双径路所致,其中又以房室结双径路多见。房室结双径路的机制通过近年的研究已经明确,即房室结内存在纵向分离的两个通道。其中一个为慢通道,特点是传导慢、不应期短,位于后间隔近冠状窦口处;另一通道为快通道,特点是传导快、不应期长,位于房间膈前上部。解剖学上的两个通道及电生理特性成为临床上房室结折返性心动过速的基础。折返是发生快速性心律失常的最常见机制,见图 11-11。

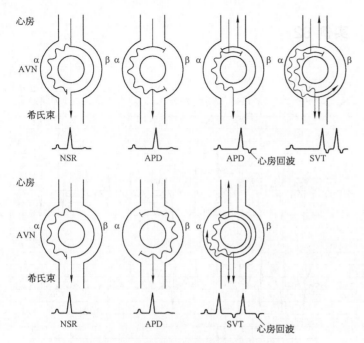

图 11-11　快速性心律失常的折返机制

上图为快径单向阻滞产生折返的示意图,

下图为慢径单向阻滞产生折返的示意图

产生折返需要的基本条件有:①具有两个或以上的传导性和不应期不同的通路;②其中具备一条通路的是单向阻滞;③两条通路不应期相差最小 50 ms 以上,其中一个通道传导缓慢,使另一个通道有足够的时间恢复兴奋性。所以原先阻滞的通道可再次激动,完成折返。此冲动在环内反复循环,产生持续而快速的心律失常。

程序刺激和快速起搏能诱发或终止快速性折返性心律失常,但不能诱发或终止自律性增高的心动过速。如果是由触发活动引起的心动过速,则超速起搏可使心率反而加快。

房室结折返性心动过速的类型及心电图类型有两种。

(1) 慢快型(AVNRT):占所有 AVNRT 的 90% 以上。心电图特征:①常由房性或交界性早搏诱发,诱发心动过速早搏的 PR 间期较正常窦性心律时显著延长,发作时的频率取决于慢径的传导速度。②发作时 PR 整齐,心动过速为窄的 QRS 心动过速,房室关系为 1:1。③体表心电图上逆传 P 波多隐藏在 QRS 中或终末部,故在 Ⅱ、Ⅲ、aVF 导联上出现假 S 波、V₁ 导联出现假 r 波,在个别情况下逆 P 波位于 QRS 综合波的起始处,酷似 q 波,有时也会有极少数患者在 Ⅱ、Ⅲ、aVF 导联上有逆行 P 波,RP′<1/2RR。

(2) 快慢型(AVNRT):临床上较为少见。心电图特征:①逆行 P 波位于 QRS 波前,在 Ⅱ、Ⅲ、aVF 导联上清晰可见。②心动过速时见到长 RP′ 和短 P′R,发作时间较长,且 QRS 为窄的。

实例 83

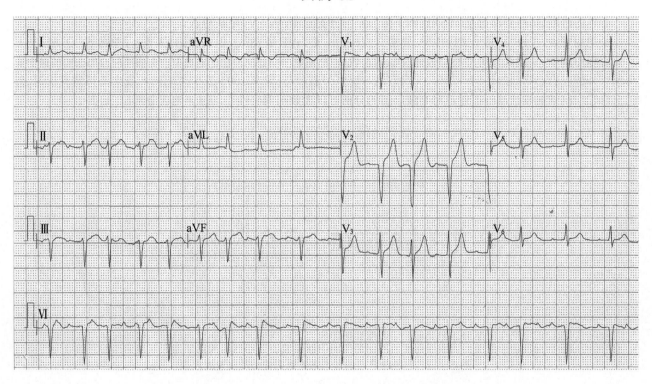

心电图诊断:房性心动过速(不同比例下传);左前分支阻滞;V₁~V₂导联 Q 波。

心电图特点:①PR 间期呈文氏传导,异常 P 波;②Ⅱ、Ⅲ、aVF 呈 rS 型,电轴左偏;③V₁₋₂呈病理性"Q"波。

心电图解析:一般认为房性心动过速在临床上较少见,约占室上性心动过速的 10%。房性心动过速起源于窦房结以外的左右心房肌的任何一部分,无房室结与房室旁道参与,频率 100~250 次 / 分钟。发生的机制有折返、异位自律性增高和触发活动等。通过对 P 波形态的分析可以大致明确房性心动过速的起源部位,见图 11-12。

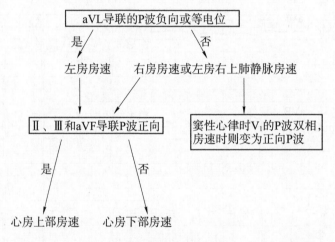

图 11-12　为通过 P 波的形态来鉴别房性心动过速的起源

实例 84

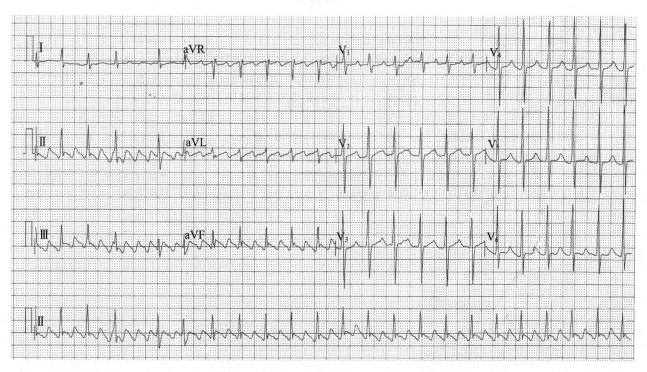

心电图诊断：心房扑动。

心电图特征：所有导联 P 波消失，为 F 波所代替，并呈 2∶1～3∶1 下传。正常 QRS 波群。

心电图解析：典型心房扑动的发生机制目前已经清楚，认为与右房内的界嵴（crista terminalis）有关。激动经右房前壁的梳状肌部分，循界嵴进入欧氏嵴（Eustachian ridge）与三尖瓣环之间的慢传导狭部，然后回到冠状窦口附近而形成折返环。其频率范围在 220～350 次 / 分钟，超出此范围为不规则心房扑动。

临床上经常采用的分类方法为根据心房扑动时的心房波形态进行分类，即普通型和非普通型。普通型又为典型心房扑动或Ⅰ型房扑，心房频率为 220～350 次 / 分钟，F 波在Ⅱ、Ⅲ、aVF 导联上呈负向或双向，在 V₁ 导联上为正向，而在 V₆ 导联上为负向，此型房扑可以被心房程序刺激和诱发出来。

非普通型又为Ⅱ型房扑，近年来由于心房颤动的射频消融治疗，术后房性大折返性心动过速发生率较前明显增多。一般认为心房频率在 350～440 次 / 分钟，F 波在Ⅱ、Ⅲ、aVF 导联上呈正向，在 V₁ 导联上为负向，而在 V₆ 导联上为正向。

实例 85

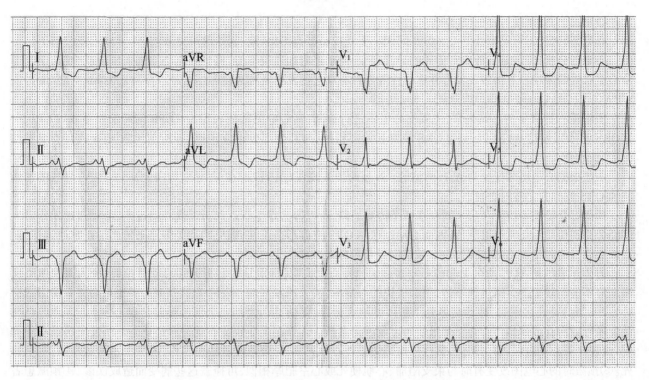

心电图诊断：预激综合征（B 型）。

心电图特征：①可见窦性 P 波；②PR 间期小于 0.12 s；③宽 QRS 波，起始部可见 δ 波，V_1 导联上 δ 波向下。

心电图分析：预激是一种房室传导的异常现象，冲动经附加通道下传，提早兴奋心室的一部分或全部，引起部分心室肌提前激动。有预激现象合并室上性阵发性心动过速发作者称为预激综合征（pre-excitation syndrome）或 WPW（Wolf-Parkinson-White）综合征。

预激是一种常见的心律失常，主要靠心电图进行诊断，其心电图特征表现为：①PR 间期缩短至 0.12 s 以下；②QRS 时限延长达 0.11 s 以上；③QRS 波群起始部粗钝，与其余部分形成顿挫，即所谓预激波（δ 波）；④继发性 ST-T 波改变。

一般根据心电图改变分为 A、B 两型的。A 型的预激波和 QRS 波群在 V_1 导联均向上，而 B 型 V_1 导联的预激波和 QRS 波群的主波则均向下。

预激综合征患者由于在房室间存在两条传导通路，所以容易发生折返和折返性心动过速。心动过速发作时大多经旁路逆传而沿正常通道下传，因而心动过速的 QRS 波群形态正常；偶见冲动经旁路下传而沿正常通道逆传、造成心动过速时呈宽 QRS 波群（QRS 波群向量与预激时一样）。

需要注意的是：①预激可引起或参与多种快速性心律失常，特别是房室折返性心动过速，部分人因快速心房激动经不应期较短的旁路迅速下传，引起极快的心室率，甚至诱发室颤、室扑。当然预激患者也可合并有房颤或房扑发作，当房扑和房颤时，冲动交界处组织内的隐匿传导，促使冲动大部或全部经旁路传至心室，尤其是当 QRS 波群畸形的房扑或房颤伴有心室率极快时可发展为室颤。②个别人在快速心动过速终止时，诱发窦房结功能抑制，出现严重心动过缓、窦房阻滞、窦性停搏等缓慢性心律失常，导致急性脑缺血发作，临床上也可致晕厥，甚至猝死。③预激时的心电图改变有时与束支阻滞、心肌梗死或心室肥厚相似，可掩盖这些病变而造成误诊。④预激患者（尤其是 B 型预激患者）常常合并有先天性心脏病，容易发生漏诊。⑤明确的预激综合征有利于指导预激综合征并发快速心律失常的诊断与治疗，如禁止使用洋地黄类制剂及尽早进行射频消融术以达到根治。

第十二章 心电图分析实践

练习图1

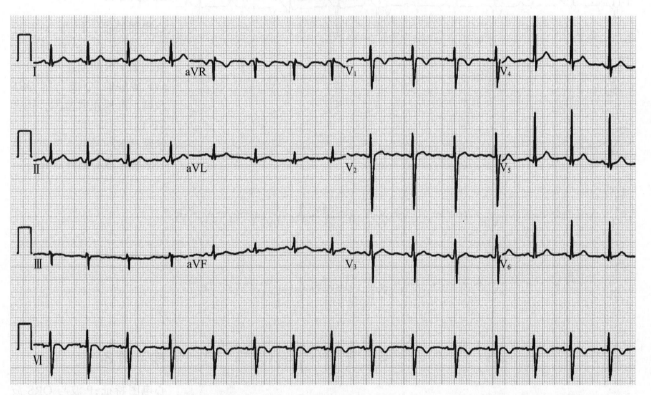

心电图特征：Ⅱ、Ⅲ、aVF 导联 P 波直立，aVR 导联 P 波倒置；PR 间期正常；Ⅰ和Ⅲ导联主波方向相反；窄 QRS 波群，电压正常范围；正常 ST–T。

诊断：窦性心律；电轴左偏。

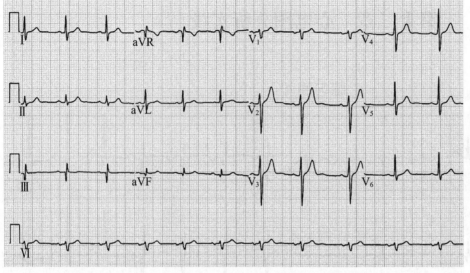

练习图 2

心电图特征： Ⅱ、Ⅲ、aVF 导联 P 波直立，aVR 导联 P 波倒置；PR间期正常；Ⅲ 和 aVF 导联有"Q 波"；窄 QRS 波群，电压正常范围；正常 ST-T。

诊断： 窦性心律；下壁陈旧性心肌梗死或心肌纤维化。

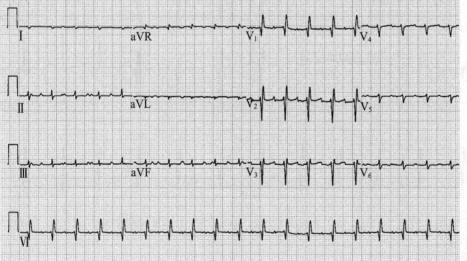

练习图 3

心电图特征： P 波与 QRS 波无关；窄 QRS 波群；肢导联低电压。

诊断： 干扰性房室脱节。

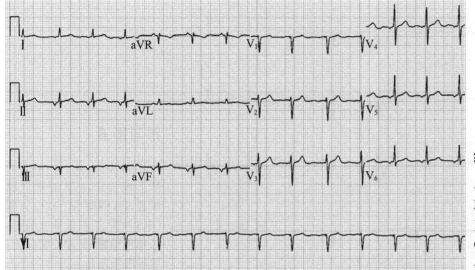

练习图 4

心电图特征:Ⅱ、Ⅲ、aVF 导联 P 波倒置,aVR 导联 P 波直立,PR 间期大于 0.12 s,窄 QRS 波群,节律规整。

心电图诊断:房性心动过速。

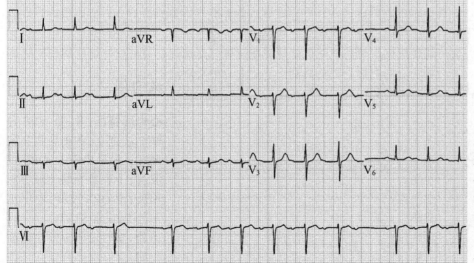

练习图 5

心电图特征:Ⅱ、Ⅲ、aVF 导联 P 波直立,aVR 导联 P 波倒置;PR 间期逐渐延长至脱漏;窄 QRS 波群,电压正常范围;正常 ST-T。

心电图诊断:二度 Ⅰ 型房室传导阻滞。

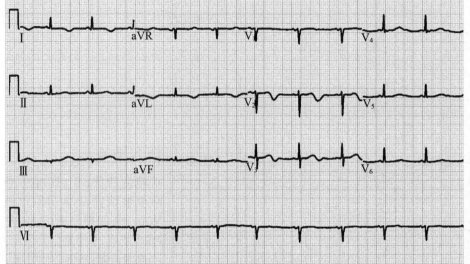

练习图 6

心电图特征： II、III、aVF 导联 P 波直立，aVR 导联 P 波倒置；PR 间期小于 0.12 s；窄 QRS 波群，T 波低平或倒置。

心电图诊断： 短 PR 综合征；肢导联低电压。

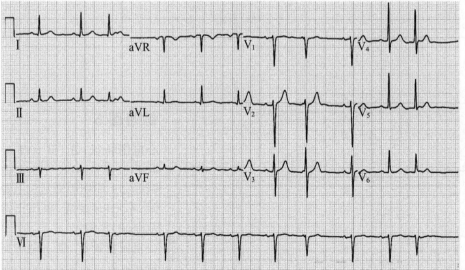

练习图 7

心电图特征： II、III、aVF 导联 P 波直立，aVR 导联 P 波倒置；提早出现 P-QRS-T 波群；I 和 III 导联主波方向相反；窄 QRS 波群，电压正常范围；正常 ST-T。

诊断： 窦性心律；房性期前收缩。

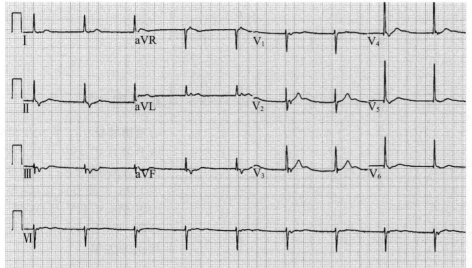

练习图 8

心电图特征：窄 QRS 波群后出现倒置 P 波。

诊断：交界性心律（加速性交界性心动过速）。

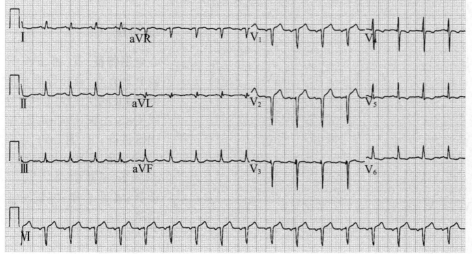

练习图 9

心电图特征：Ⅱ、Ⅲ、aVF 导联 P 波直立，aVR 导联 P 波倒置；PR 间期正常；窄 QRS 波群；ST–T 改变，T 波倒置；频率大于 100 次 / 分钟。

诊断：窦性心动过速。

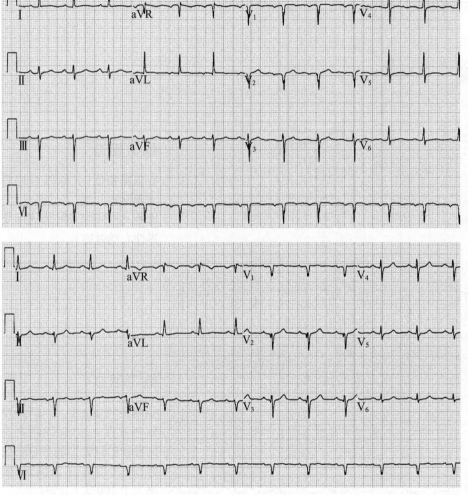

练习图 10

心电图特征: Ⅱ、Ⅲ、aVF 导联 P 波直立,aVR 导联 P 波倒置;PR 间期正常;Ⅰ和Ⅲ导联 QRS 主波方向相反;窄 QRS 波群,V₁ 和 V₂ 呈 QS 型。

诊断: 陈旧性前间壁心肌梗死;电轴左偏。

练习图 11

心电图特征: Ⅱ、Ⅲ、aVF 导联 P 波直立,aVR 导联 P 波倒置;PR 间期正常;Ⅰ和Ⅲ导联 QRS 主波方向相反;窄 QRS 波群;Ⅱ、Ⅲ、aVF 导联呈 rS 波形,Ⅰ和 aVL 导联呈 qR 波形;正常 ST-T。

诊断: 窦性心律;左前分支阻滞。

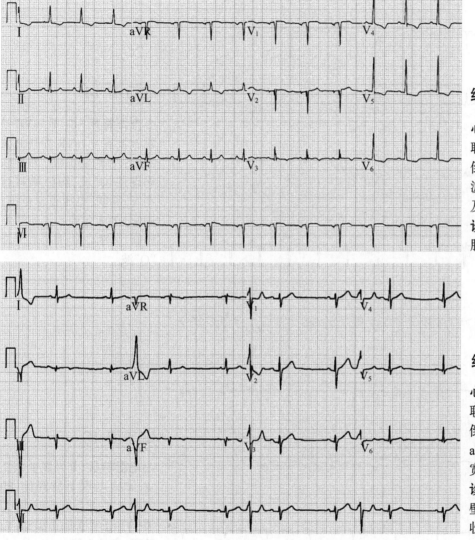

练习图 12

心电图特征: Ⅱ、Ⅲ、aVF 导联 P 波直立,aVR 导联 P 波倒置;PR 间期正常;窄 QRS 波群,电压正常范围;Ⅰ、aVL 及胸导联广泛 ST-T 改变。

诊断: 窦性心律;广泛前壁心肌缺血。

练习图 13

心电图特征: Ⅱ、Ⅲ、aVF 导联 P 波直立,aVR 导联 P 波倒置;PR 间期正常;Ⅱ、Ⅲ、aVF 导联有"Q"波;提早出现宽大畸形 QRS 波群。

诊断: 窦性心律;陈旧性下壁心肌梗死;频发室性期前收缩(插入性)。

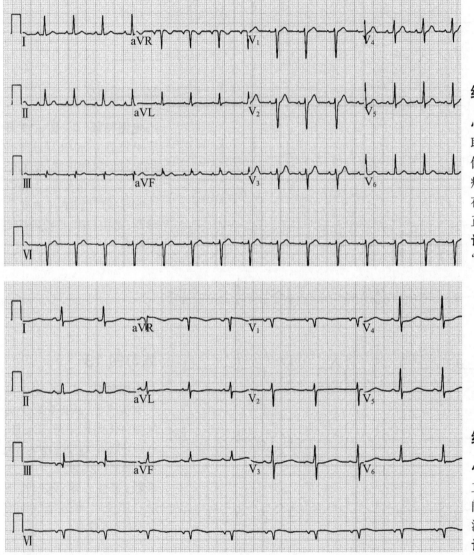

练习图 14

心电图特征：Ⅱ、Ⅲ、aVF 导联 P 波直立，aVR 导联 P 波倒置；PR 间期正常；Ⅲ导联病理性"Q"波，胸导联移行在 V₄导联；电压正常范围；正常 ST-T。

诊断：窦性心律；Ⅲ导联异常"Q"波。

练习图 15

心电图特征：Ⅱ导联 P 波正立，aVR 导联 P 波倒置；PR 间期正常；Ⅲ导联病理性"Q"波；电压正常范围；正常 ST-T。

诊断：窦性心律。

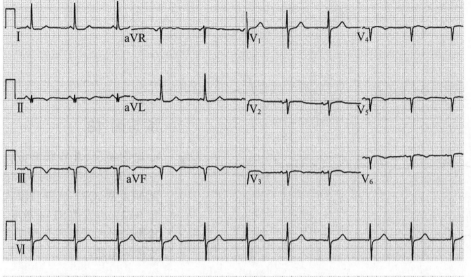

练习图 16

心电图特征：Ⅱ导联 P 波直立，aVR 导联 P 波倒置；PR 间期正常；Ⅱ、Ⅲ、aVF 导联病理性"Q"波，胸导联 QRS 波群 R 波递增不良。

诊断：下壁和前壁心肌梗死。

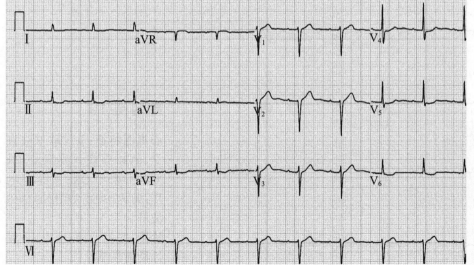

练习图 17

心电图特征：Ⅱ导联 P 波直立，aVR 导联 P 波倒置；PR 间期 0.24 s；V₄～V₆ 导联 ST–T 改变。

心电图诊断：一度房室传导阻滞，前壁心肌缺血。

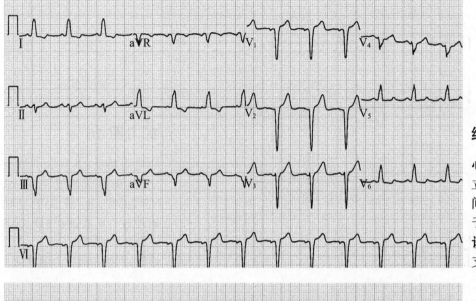

练习图 18

心电图特征: Ⅱ 导联 P 波直立,aVR 导联 P 波倒置;PR 间期正常;QRS 波群时限大于 0.12 s,继发性 ST-T 改变。

诊断:窦性心律;完全性左束支传导阻滞。

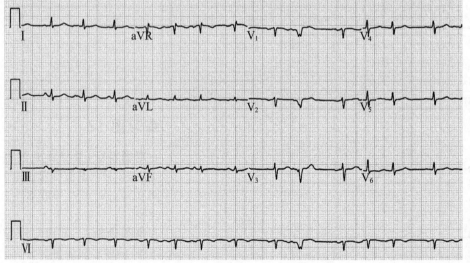

练习图 19

心电图特征: Ⅱ 导联 P 波直立,aVR 导联 P 波倒置;PR 间期正常;窄 QRS 波群,低电压;提早出现宽大畸形的 QRS 波群。

诊断:窦性心律;低电压;室性期前收缩。

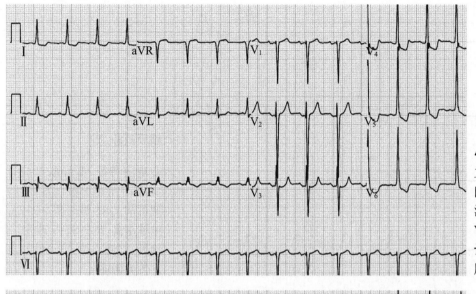

练习图 20

心电图特征： Ⅱ 导联 P 波直立，aVR 导联 P 波倒置；PR 间期正常；Ⅲ 导联病理性"Q"波，$SV_1+RV_5>4.0$ mV；$V_4 \sim V_6$ ST-T 改变。

诊断：窦性心动过速；左心室肥大伴劳损。

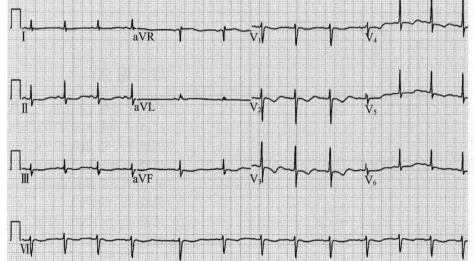

练习图 21

心电图特征： Ⅱ 导联 P 波直立，aVR 导联 P 波倒置；PR 间期正常；P-QRS 节律不整，电压正常范围；ST-T 改变。

诊断：窦性心律；窦性心律不齐；ST-T 改变。

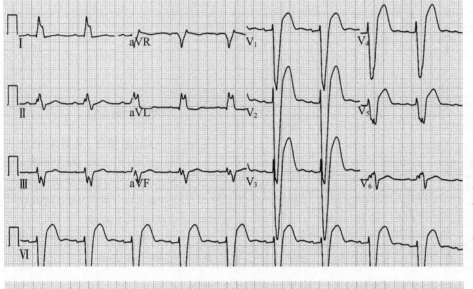

练习图 22

心电图特征： Ⅱ 导联 P 波直立，aVR 导联 P 波倒置；PR间期正常；QRS 波时限＞0.12 s，电轴左偏；继发 ST-T 改变。

诊断： 窦性心律；完全性左束支传导阻滞。

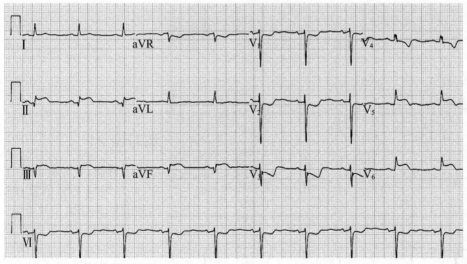

练习图 23

心电图特征： Ⅱ 导联 P 波直立，aVR 导联 P 波倒置；PR间期正常；QRS 波时限＜0.12 s，电轴左偏；Ⅱ、Ⅲ、aVF、V₅、V₆ 继发 ST 段抬高，V₁～V₄ 导联 ST-T 改变。

诊断： 急性下壁＋前壁心肌梗死。

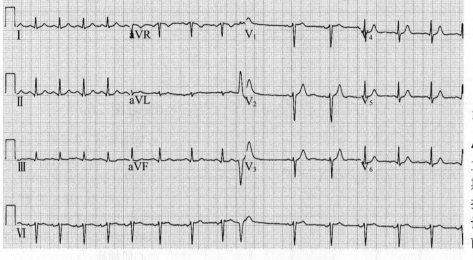

练习图 24

心电图特征:Ⅱ 导联 P 波直立,aVR 导联 P 波倒置;PR间期正常;QRS 波时限<0.12 s,提早出现宽大畸形 QRS 波群。

诊断:窦性心律不齐;室性期前收缩。

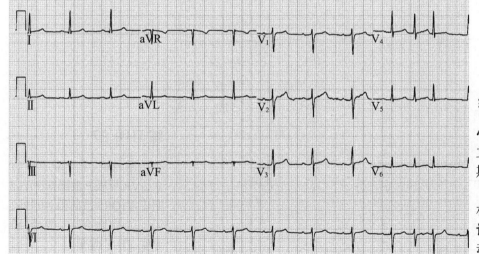

练习图 25

心电图特征:Ⅱ 导联 P 波直立,aVR 导联 P 波倒置;PR间期正常;QRS 波时限<0.12 s,Ⅰ、Ⅲ导联QRS 主波方向相反。

诊断:窦性心律;短阵房性心动过速;电轴左偏。

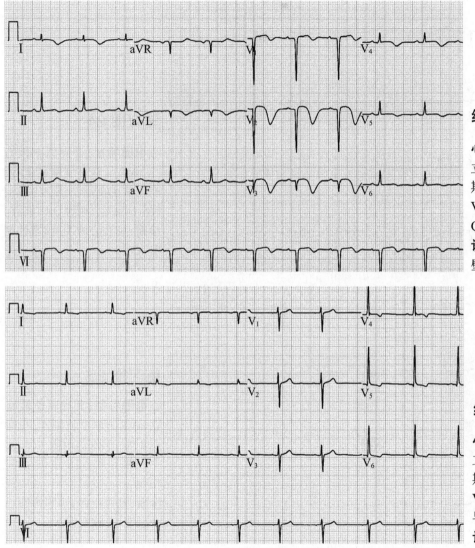

练习图 26

心电图特征:Ⅱ导联 P 波直立,aVR 导联 P 波倒置;PR 间期正常;QRS 波时限<0.12 s,V₁~V₃ 导联 QRS 波群呈 QS 型,伴 ST-T 改变。

诊断:窦性心律;陈旧性前间壁心肌梗死。

练习图 27

心电图特征:Ⅱ导联 P 波直立,aVR 导联 P 波倒置;PR 间期正常;QRS 波时限<0.12 s,V₄~V₆ 导联 ST-T 改变,肢导联 ST-T 改变。

诊断:窦性心律;ST-T 改变。

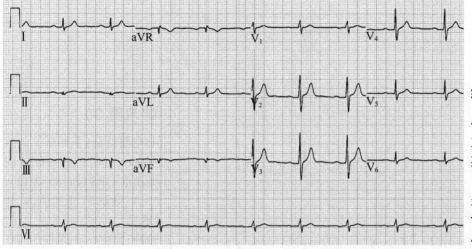

练习图 28

心电图特征：Ⅱ导联P波直立，aVR导联P波倒置；PR间期正常；QRS波时限<0.12 s，Ⅱ、Ⅲ、aVF导联QRS波群呈"Qr"型，伴ST-T改变。

诊断：窦性心律；陈旧性下壁心肌梗死。

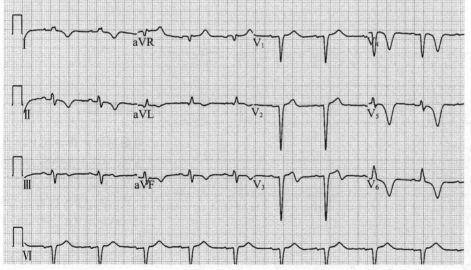

练习图 29

心电图特征：Ⅱ导联P波直立，aVR导联P波倒置；PR间期正常；V₁～V₄导联QRS波群呈QS型，伴ST-T改变。

诊断：窦性心律；广泛性陈旧性前壁心肌梗死。

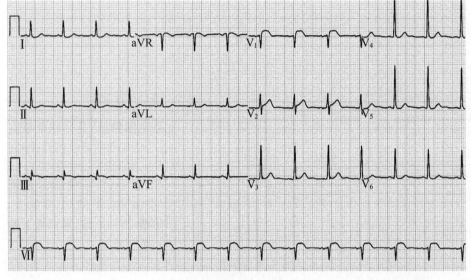

练习图 30

心电图特征：Ⅱ导联P波直立，aVR导联P波倒置；PR间期正常；QRS波时限＜0.12 s，V₁、V₂导联ST段抬高，V₁呈QS型。

诊断：窦性心律；急性前间壁心肌梗死。

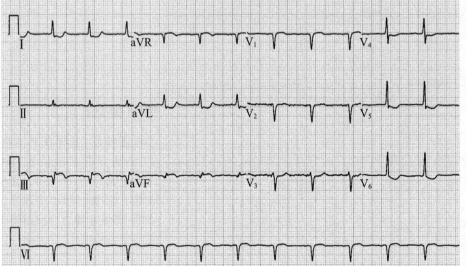

练习图 31

心电图特征：Ⅱ导联P波直立，aVR导联P波倒置；PR间期正常；QRS波时限＜0.12 s，V₁～V₂导联QRS波群呈QS型，Ⅲ、aVF呈"Qr"并伴ST-T改变。

诊断：下壁＋前间壁心肌梗死。

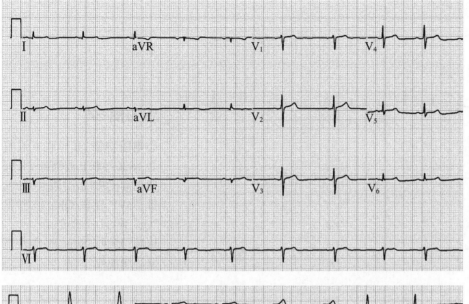

练习图 32

心电图特征: Ⅱ导联 P 波直立,aVR 导联 P 波倒置;PR 间期正常;QRS 波时限<0.12 s,全导低电压。

诊断: 窦性心律;低电压。

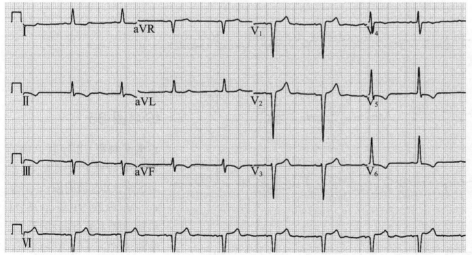

练习图 33

心电图特征: Ⅱ导联 P 波低平,aVR 导联 P 波倒置;PR 间期正常;QRS 波时限 < 0.12 s,V₁~V₂ 导联 QRS 波群呈 QS 型,伴 ST-T 改变。Ⅰ和Ⅲ导联主波方向相反。

诊断: 陈旧性前间壁心肌梗死。

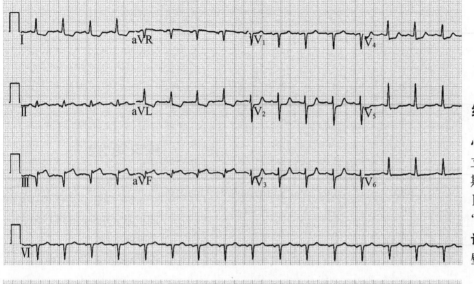

练习图 34

心电图特征: Ⅱ导联P波直立,aVR导联P波倒置;PR间期正常;QRS波时限<0.12 s,Ⅲ、aVF导联QRS波群呈"Qr",伴ST-T改变。

诊断: 窦性心动过速;急性下壁心肌梗死。

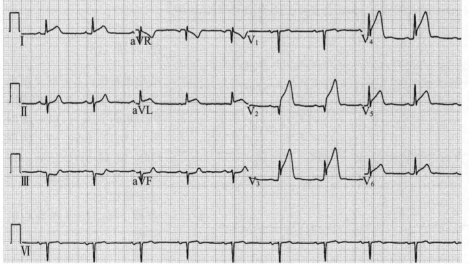

练习图 35

心电图特征: Ⅱ导联P波直立,aVR导联P波倒置;PR间期正常;QRS波时限<0.12 s,V₂~V₆导联ST段抬高;Ⅰ和Ⅲ导联主波方向相反。

诊断: 窦性心律;急性前壁心肌梗死;电轴左偏。

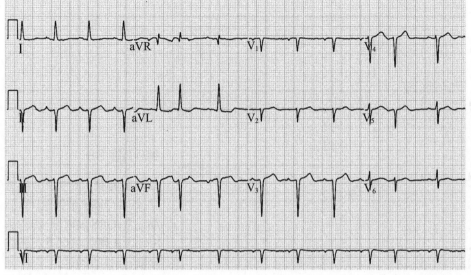

练习图 36

心电图特征:Ⅱ导联 P 波直立,aVR 导联 P 波倒置;PR 间期正常;QRS 波时限<0.12 s,Ⅱ、Ⅲ、aVF 导联 QRS 波群呈 rS 型,伴 ST-T 改变;提早出现 P-QRS-T 波群,完全代偿间期。

诊断:窦性心律;交界性期前收缩;电轴左偏。

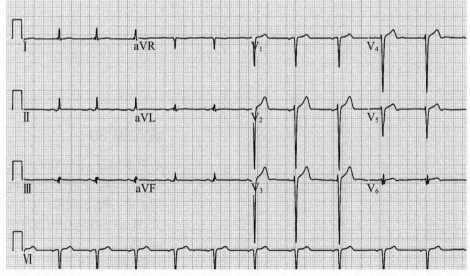

练习图 37

心电图特征:Ⅱ导联 P 波倒置,aVR 导联 P 波低平;PR 间期<0.12 s;QRS 波时限<0.12 s,胸导联 R 波递增不良。

诊断:交界性心律;前壁心肌梗死。

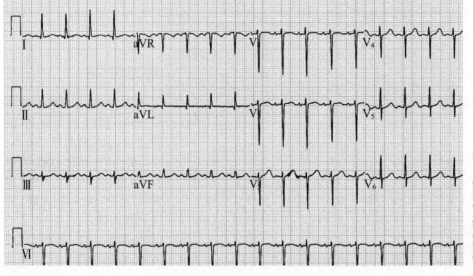

练习图 38

心电图特征：Ⅱ导联 P 波直立，aVR 导联 P 波倒置；PR 间期正常；QRS 波时限＜0.12 s，PP 和 RR 频率＞100 次／分钟。

诊断：窦性心动过速。

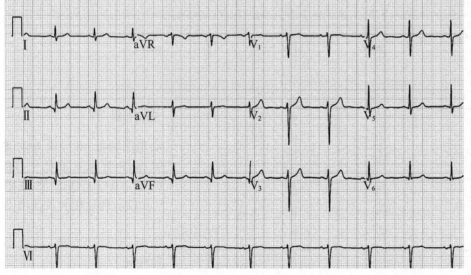

练习图 39

心电图特征：Ⅱ导联 P 波直立，aVR 导联 P 波倒置；PR 间期正常；QRS 波时限＜0.12 s，Ⅱ、Ⅲ、aVF 导联 QRS 波群呈 qR 型。

诊断：窦性心律。

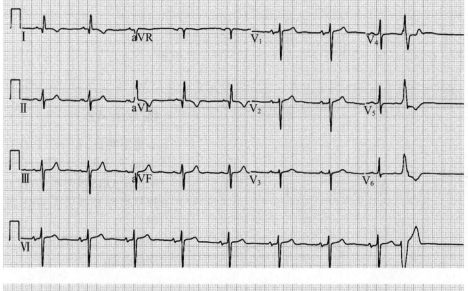

练习图 40

心电图特征:Ⅱ 导联 P 波直立,aVR 导联 P 波倒置;PR间期正常;QRS 波时限<0.12 s;提早出现宽大畸形的 QRS 波群。

诊断:窦性心律;室性期前收缩。

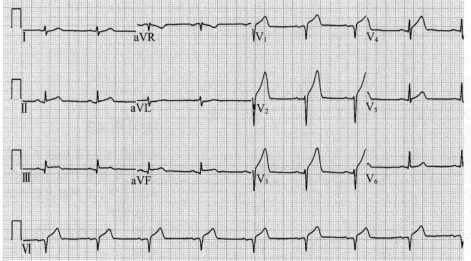

练习图 41

心电图特征:Ⅱ 导联 P 波直立,aVR 导联 P 波倒置;PR间期正常;QRS 波时限<0.12 s,V₁～V₅ 导联 ST-T 改变。

诊断:窦性心律;早期复极综合征。

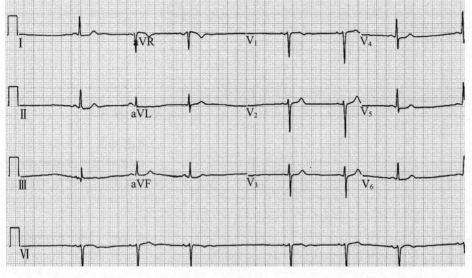

练习图 42

心电图特征： II 导联 P 波直立，aVR 导联 P 波倒置；PR 间期正常；QRS 波时限<0.12 s，提早出现 P′波后无 QRS 波群。

诊断： 窦性心律；阻滞性房性期前收缩。

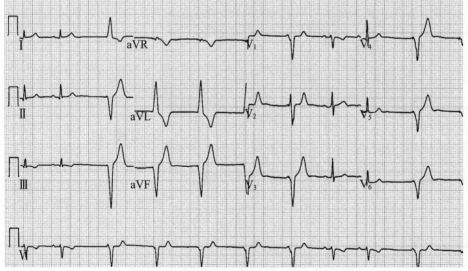

练习图 43

心电图特征： II 导联 P 波直立，aVR 导联 P 波倒置；PR 间期正常；出现宽大畸形的 QRS 波群。

诊断： 加速性自主性室性心律。

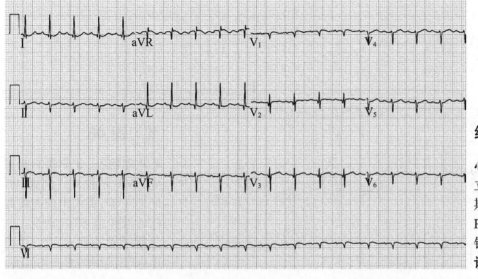

练习图 44

心电图特征：Ⅱ导联P波直立，aVR导联P波倒置；PR间期正常；QRS波时限<0.12 s，PP和RR频率>100次/分钟，伴ST-T改变。

诊断：窦性心动过速。

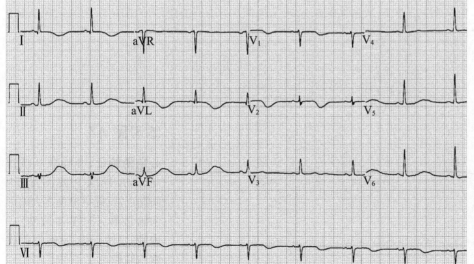

练习图 45

心电图特征：Ⅱ导联P波直立，aVR导联P波倒置；PR间期正常；QRS波时限<0.12 s，QT间期明显延长，伴ST-T改变，U波。

诊断：窦性心律；长QT综合征。

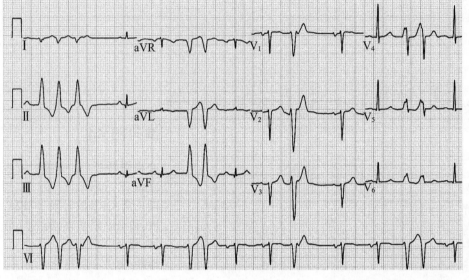

练习图 46

心电图特征：Ⅱ导联 P 波直立，aVR 导联 P 波倒置；PR 间期正常；提前出现连续宽 QRS 波群，伴 ST-T 改变。

诊断：窦性心律；频发室性期前收缩伴短阵室性心动过速。

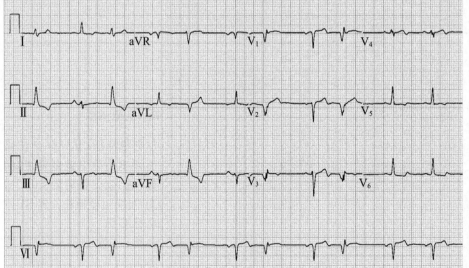

练习图 47

心电图特征：Ⅱ导联 P 波直立，aVR 导联 P 波倒置；PR 间期正常；提早出现宽大畸形 QRS 波群，伴 ST-T 改变。

诊断：窦性心律；室性期前收缩二联律。

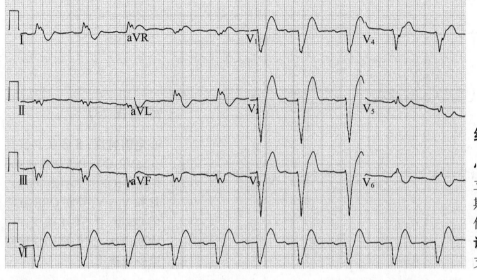

练习图 48

心电图特征：Ⅱ 导联 P 波直立，aVR 导联 P 波倒置；PR间期正常；QRS 波时限＞0.12 s，伴 ST-T 改变。

诊断：窦性心律；完全性左束支传导阻滞。

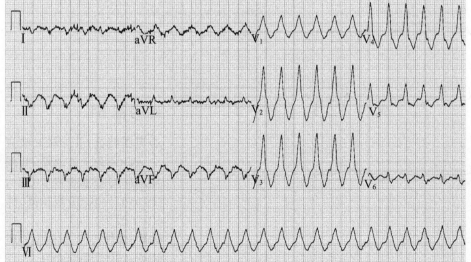

练习图 49

心电图特征：快速宽大畸形 QRS 波群。

诊断：宽 QRS 波心动过速，室性心动过速？

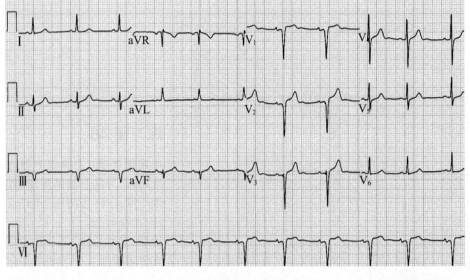

练习图 50

心电图特征：Ⅱ 导联 P 波直立，aVR 导联 P 波倒置；PR 间期正常；QRS 波时限<0.12 s，Ⅲ 和 V₁~V₂ 导联 QRS 波群呈 QS 型，伴 ST-T 改变。

诊断：窦性心律；陈旧性前间壁心肌梗死。

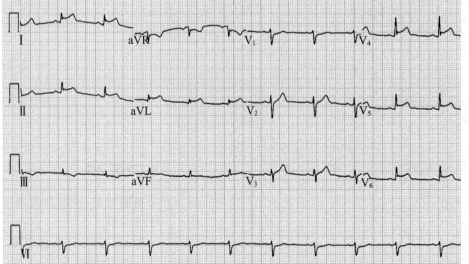

练习图 51

心电图特征：Ⅱ 导联 P 波直立，aVR 导联 P 波倒置；PR 间期正常；QRS 波时限<0.12 s，Ⅰ、aVL 导联 ST 段抬高，伴 ST-T 改变。

诊断：窦性心律；前侧壁心肌梗死；肢体导联低电压。

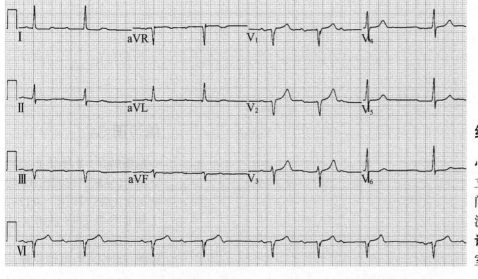

练习图 52

心电图特征:Ⅱ导联 P 波直立,aVR 导联 P 波倒置;PR 间期逐渐延长至脱漏;QRS 波时限<0.12 s。

诊断:窦性心律;二度Ⅰ型房室传导阻滞。

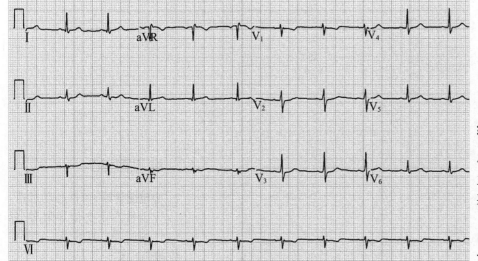

练习图 53

心电图特征:Ⅱ导联 P 波直立,aVR 导联 P 波倒置;PR间期正常;QRS 波时限<0.12 s,Ⅰ和Ⅲ导联 QRS 波群主波方向相反,伴 ST-T 改变。

诊断:窦性心律;电轴左偏。

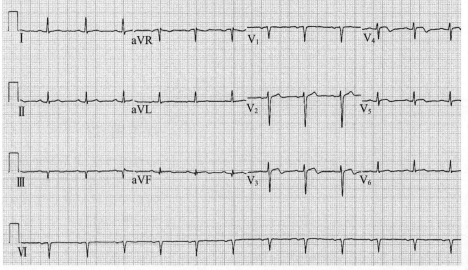

练习图 54

心电图特征: Ⅱ 导联 P 波直立,aVR 导联 P 波倒置;PR间期正常;QRS 波时限<0.12 s, Ⅰ 和Ⅲ 导联 QRS 波群主波方向相反,伴 ST–T 改变。
诊断:窦性心律;电轴左偏。

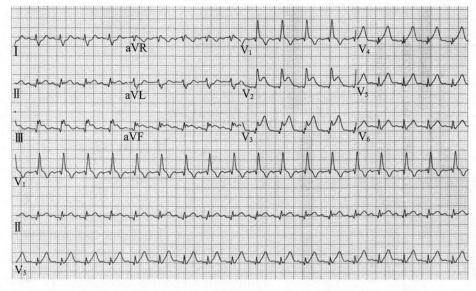

练习图 55

心电图诊断:窦性心动过速;完全性右束支传导阻滞;急性前间隔心肌梗死;下壁导联"Q"波。

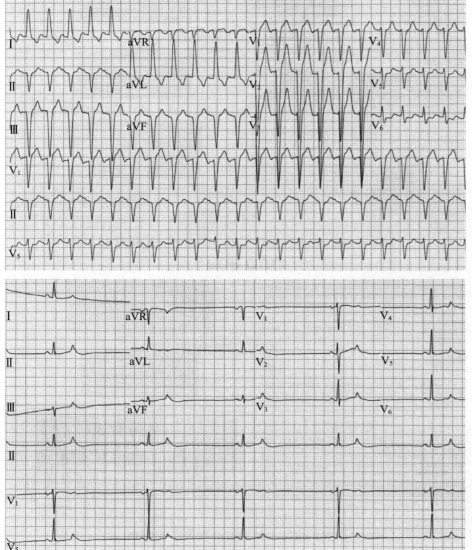

练习图 56

心电图诊断: 窦性心动过速;
左心房增大;电轴左偏;完全
性左束支阻滞。

练习图 57

心电图诊断: 窦性心律;阻滞
性房性期前收缩。

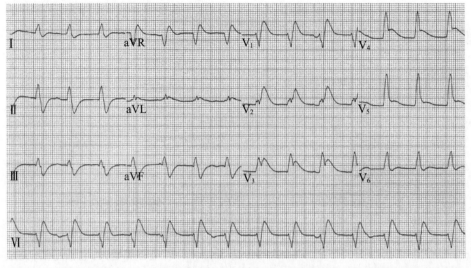

练习图 58

心电图诊断：窦性心动过缓；加速性室性自主心律；房室分离；ST-T 改变。

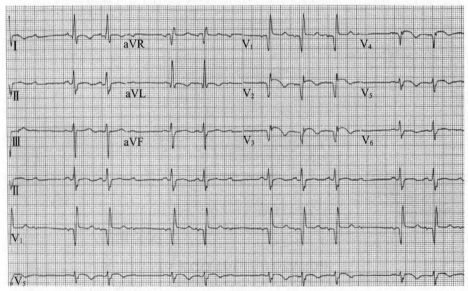

练习图 59

心电图诊断：窦性心律；左心房增大；二度Ⅱ型房室传导阻滞；左心室肥厚；完全性右束支传导阻滞；广泛前壁心肌梗死；ST-T 改变。

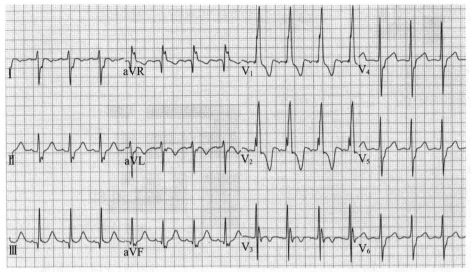

练习图 60

心电图诊断:窦性心律;电轴右偏;右心室肥厚;完全性右束支传导阻滞;继发性 ST-T 改变。

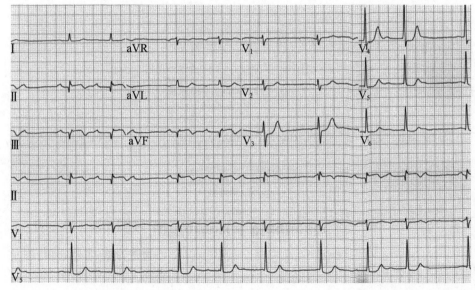

练习图 61

心电图诊断:窦性心律;房室交界性逸搏心律;二度 I 型房室传导阻滞;下壁心肌梗死。

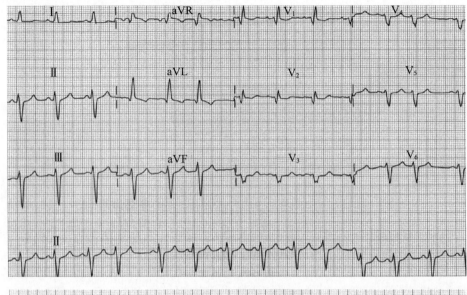

练习图 62

心电图诊断:窦性心律;房性期前收缩；完全性右束支传导阻滞;左前分支阻滞。

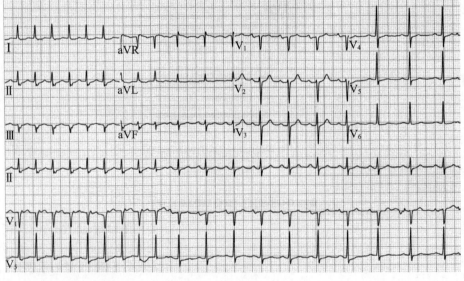

练习图 63

心电图诊断:窦性心律;阵发性室上性心动过速。

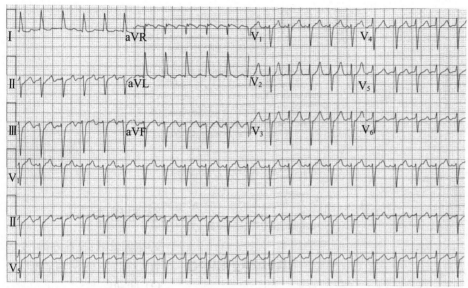

练习图 64

心电图诊断:心房扑动 2:1
下传;左前分支阻滞。

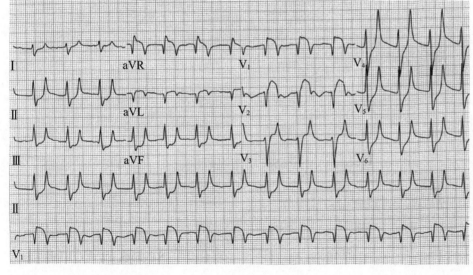

练习图 65

心电图诊断:窦性心律;一度
房室传导阻滞;左前分支阻
滞;ST-T 改变;高钾血症。

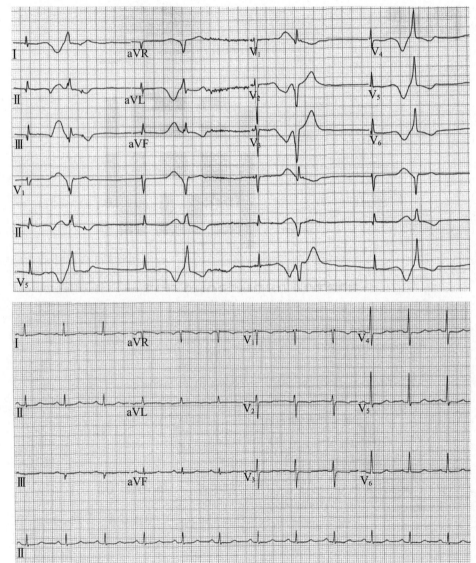

练习图 66

心电图诊断:窦性停搏;交界性心律;室性期前收缩;长QT间期。

练习图 67

心电图诊断:窦性心律;一度房室传导阻滞;非特异性ST-T改变,长QT间期。

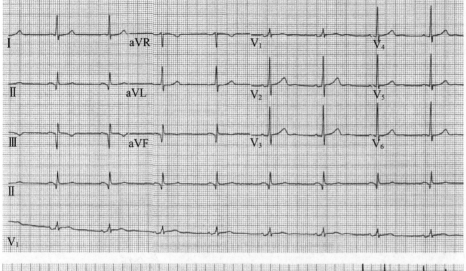

练习图 68

心电图诊断:窦性心动过缓;下壁心肌梗死;非特异性ST-T改变。

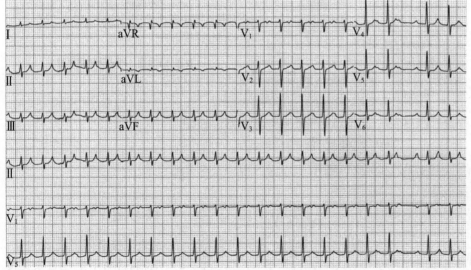

练习图 69

心电图诊断:窦性心动过速;右心房增大;一度房室传导阻滞;二度Ⅰ型房室传导阻滞。

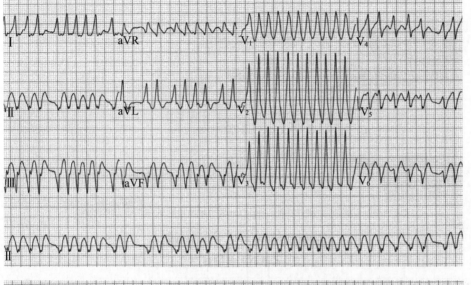

练习图 70

心电图诊断:心房颤动;预激综合征。

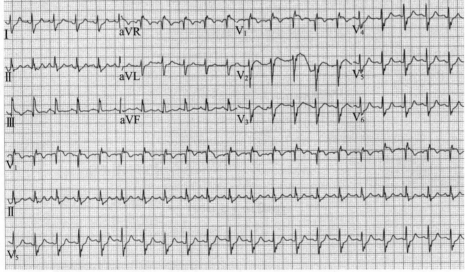

练习图 71

心电图诊断:窦性心动过速;电轴右偏;不全性右束支传导阻滞。

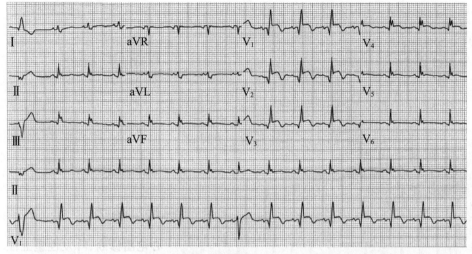

练习图 72

心电图诊断: 窦性心律;室性期前收缩;完全性右束支传导阻滞;广泛前壁心肌梗死。

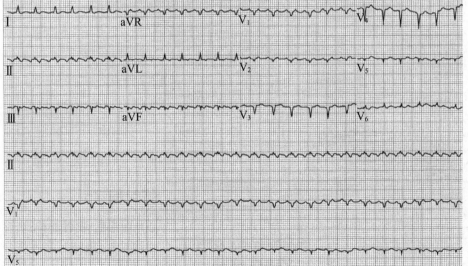

练习图 73

心电图诊断: 心房扑动;2:1房室传导;低电压;广泛前壁心肌梗死。

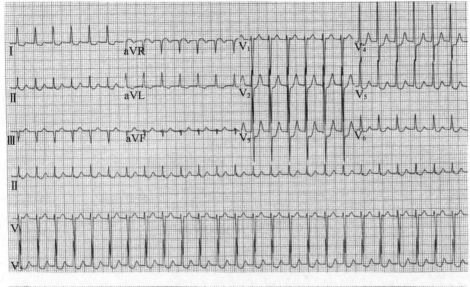

练习图 74

心电图诊断:阵发性室上性心动过速。

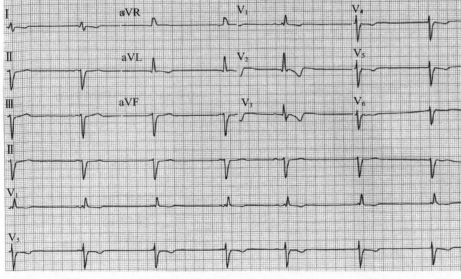

练习图 75

心电图诊断:窦性心律;窦性心动过缓;房室结交界性心律;左前分支阻滞;完全性左右束支传导阻滞。

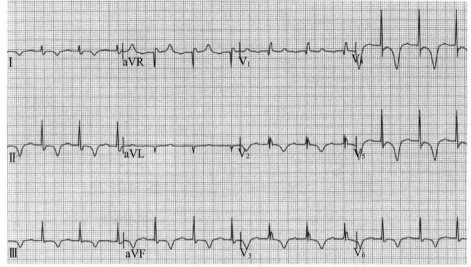

练习图 76

心电图诊断:窦性心律;一度房室传导阻滞;冠状 T 波改变;完全性右束支阻滞。

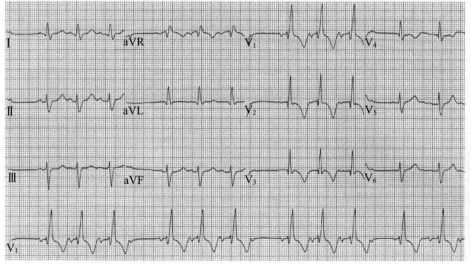

练习图 77

心电图诊断:窦性心律;左心房增大;二度 I 型房室传导阻滞;左前分支阻滞;长 QT 间期。

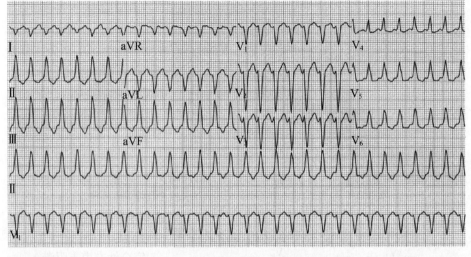

练习图 78

心电图诊断：室性心动过速；
房室分离。

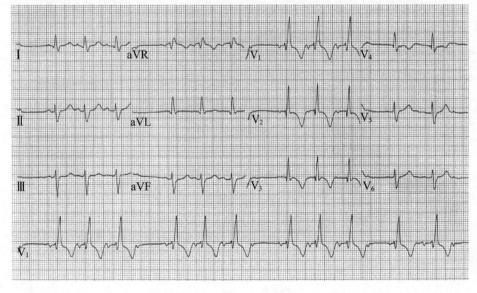

练习图 79

心电图诊断：窦性心律；二度
Ⅰ型房室传导阻滞；完全性
右束支阻滞，左前分支阻滞。

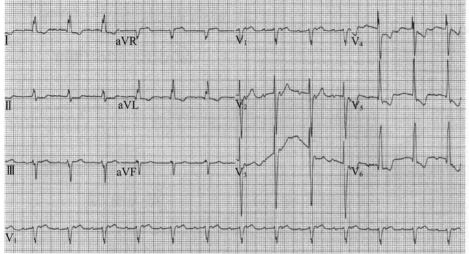

练习图 80

心电图诊断:房性心动过速;
2:1 房室传导阻滞;左心室肥
厚;继发性 ST-T 改变。

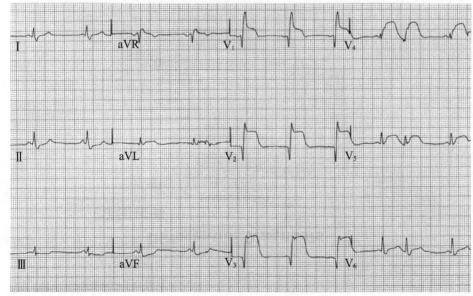

练习图 81

心电图诊断:窦性心律;急性
前壁心肌梗死;房性期前收
缩;完全性右束支阻滞。

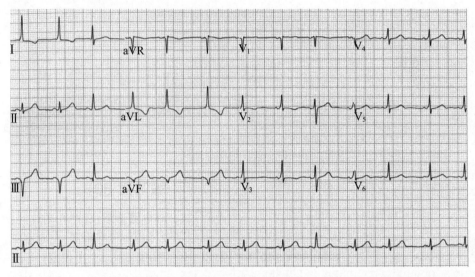

练习图 82

心电图诊断：窦性心律；预激综合征（B）。

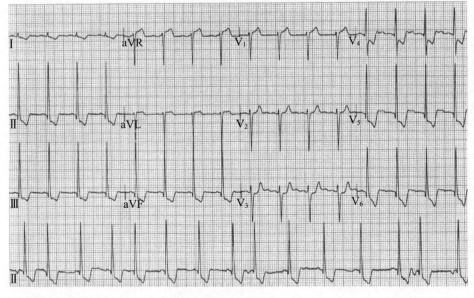

练习图 83

心电图诊断：窦性心律；房性期前收缩；左心室肥大伴继发性 ST–T 改变。

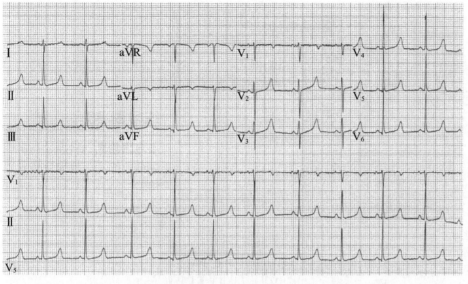

练习图 84

心电图诊断:窦性心律;左后分支阻滞;ST-T 改变。

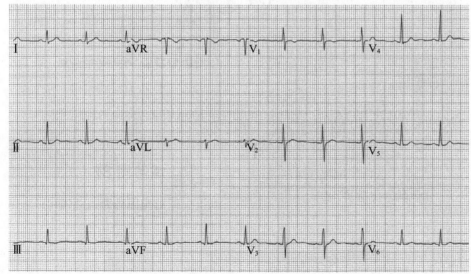

练习图 85

心电图诊断:窦性心律;ST-T 改变。

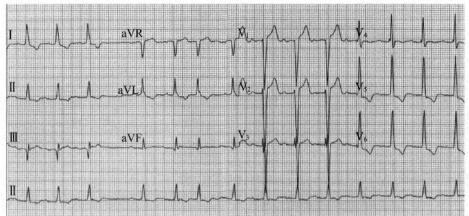

练习图 86

心电图诊断:窦性心律；房性期前收缩；一度房室传导阻滞；左心室肥厚继发性 ST–T 改变。

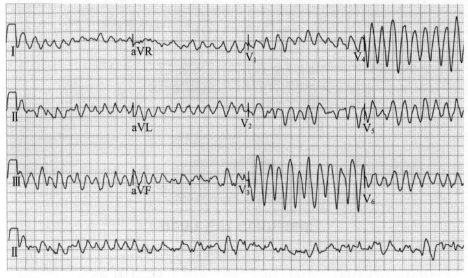

练习图 87

心电图诊断:心室颤动。

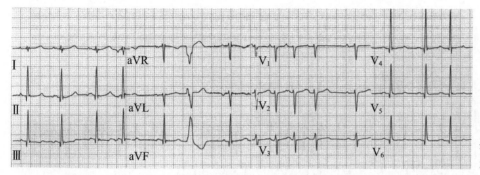

练习图 88

心电图诊断:窦性心律;房性期前收缩伴短阵房性心动过速;室性期前收缩。

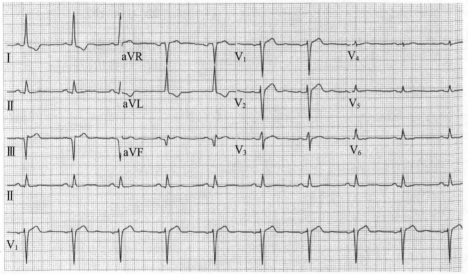

练习图 89

心电图诊断:窦性心动过缓;左心室肥厚;陈旧性下壁心肌梗死。

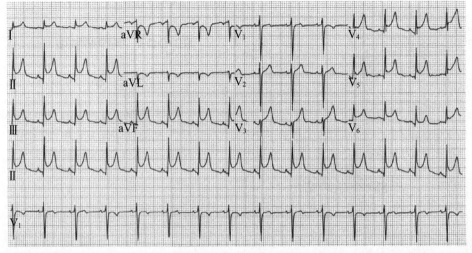

练习图 90

心电图诊断：窦性心律；ST
段下凹性抬高。

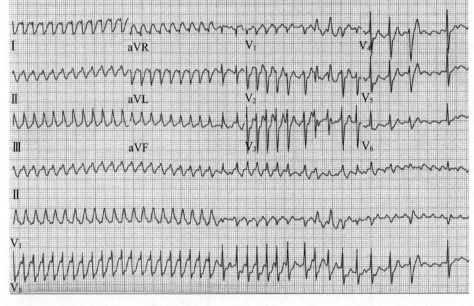

练习图 91

心电图诊断：心房扑动。

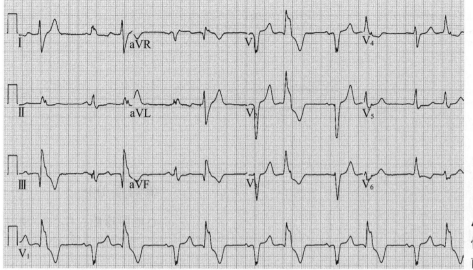

练习图 92

心电图诊断:窦性心律;完全性左束支传导阻滞;室性期前收缩二联律。

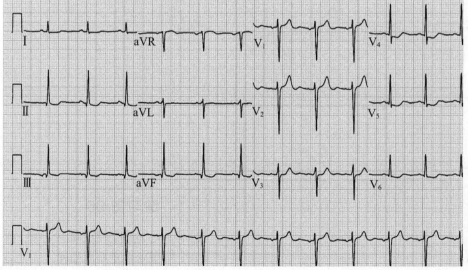

练习图 93

心电图诊断:窦性心律。

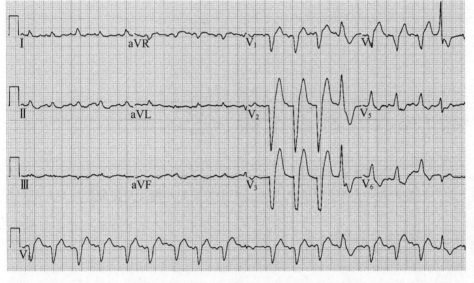

练习图 94

心电图诊断：窦性心动过速；室性期前收缩（室性融合波）。

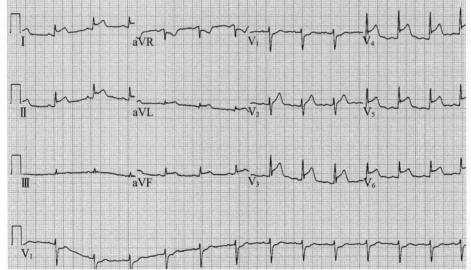

练习图 95

心电图诊断：窦性心律；前壁＋侧壁心肌梗死。

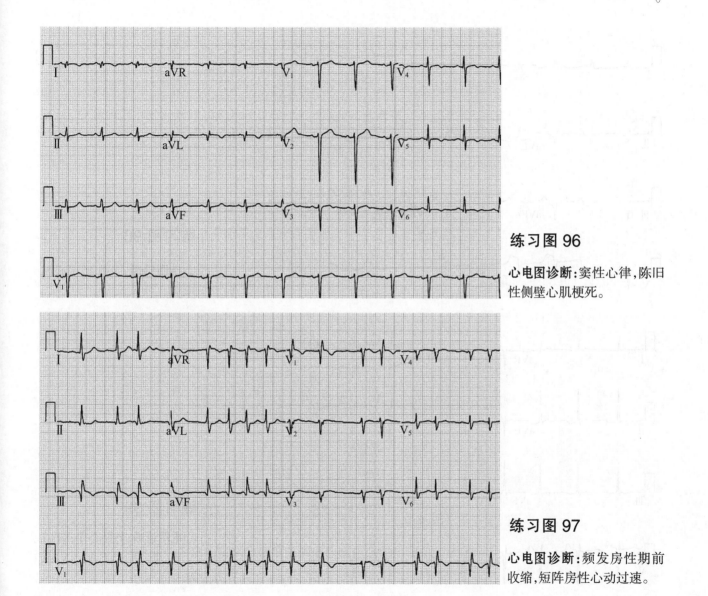

练习图 96

心电图诊断:窦性心律,陈旧性侧壁心肌梗死。

练习图 97

心电图诊断:频发房性期前收缩,短阵房性心动过速。

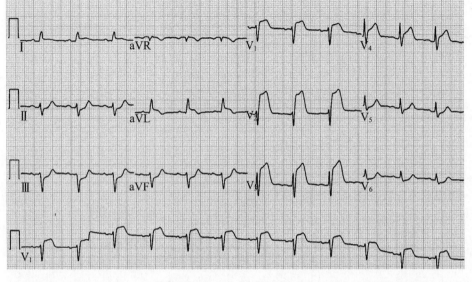

练习图 98

心电图诊断：急性前壁心肌梗死。

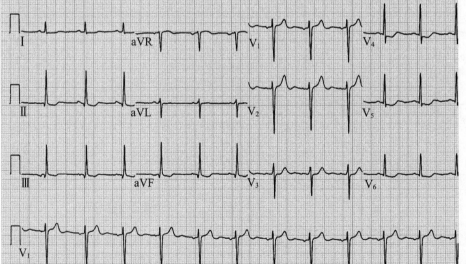

练习图 99

心电图诊断：窦性心律；ST–T 变化（Ⅱ、Ⅲ、aVF、V₃～V₆ 导联）。

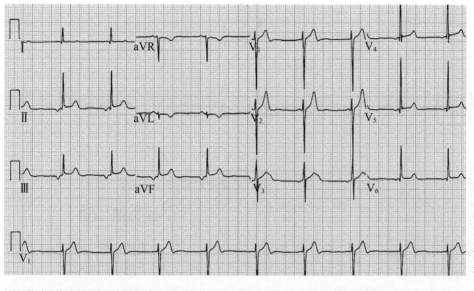

练习图 100

心电图诊断:加速性交界性心动过速。

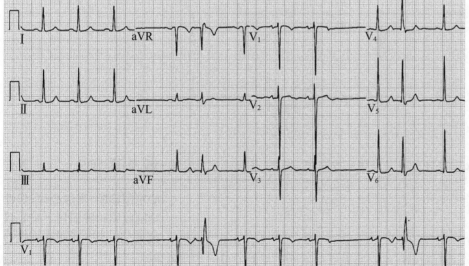

练习图 101

心电图诊断:室性期前收缩;阻滞性房性期前收缩。

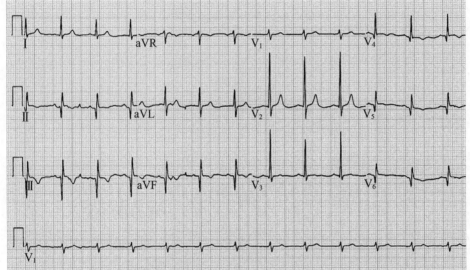

练习图 102

心电图诊断:窦性心律;陈旧性下壁心肌梗死。

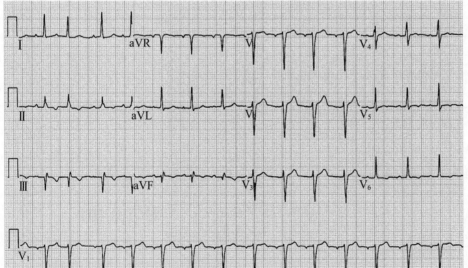

练习图 103

心电图诊断:窦性心律;房性期前收缩;陈旧性下壁心肌梗死(Ⅱ、aVF 导联病理性 Q 波)。

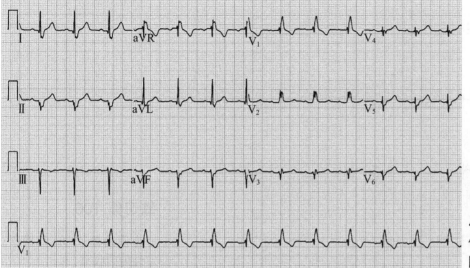

练习图 104

心电图诊断:窦性心律;完全性右束支阻滞＋左前分支阻滞。

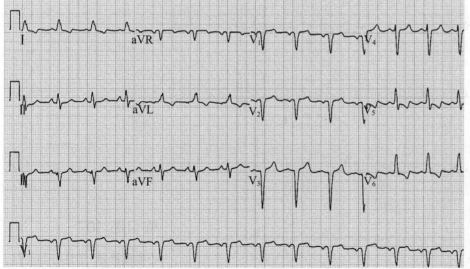

练习图 105

心电图诊断:窦性心律;前间壁心肌梗死。

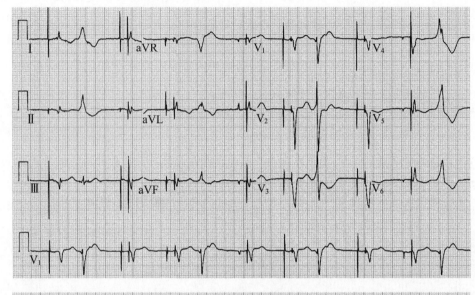

练习图 106

心电图诊断：DDD 起搏器；
室性期前收缩。

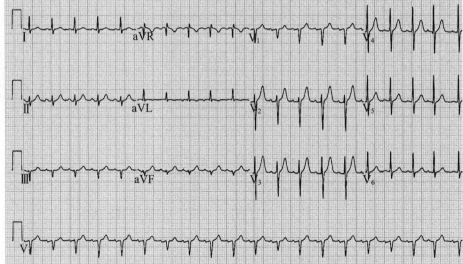

练习图 107

心电图诊断：窦性心动过速。

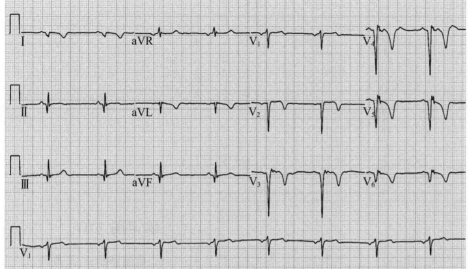

练习图 108

心电图诊断：窦性心律；广泛前壁心肌梗死。

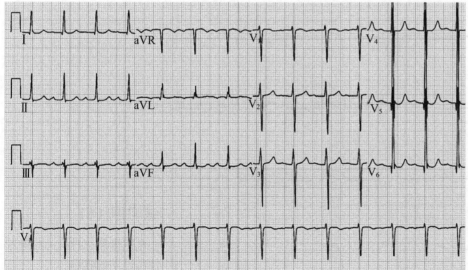

练习图 109

心电图诊断：窦性心律；一度房室传导阻滞；电轴左偏。

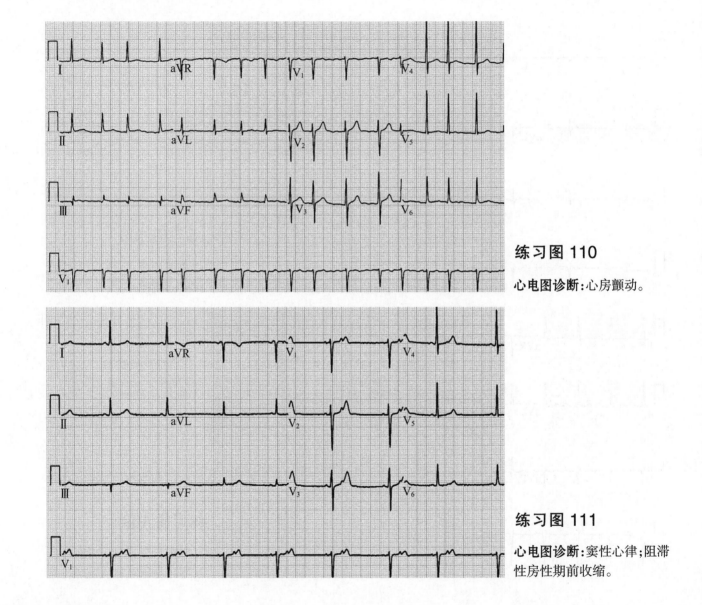

练习图 110

心电图诊断：心房颤动。

练习图 111

心电图诊断：窦性心律；阻滞性房性期前收缩。

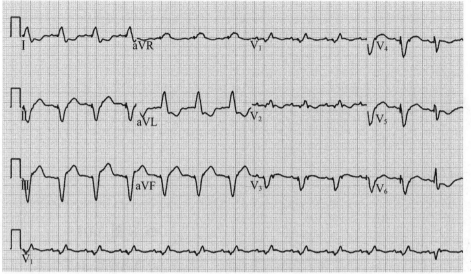

练习图 112

心电图诊断:窦性心动过速;
DDD 起搏。

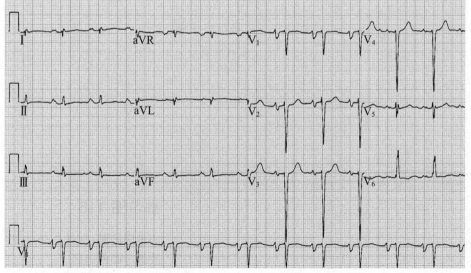

练习图 113

心电图诊断:窦性心律;左心
房肥大。

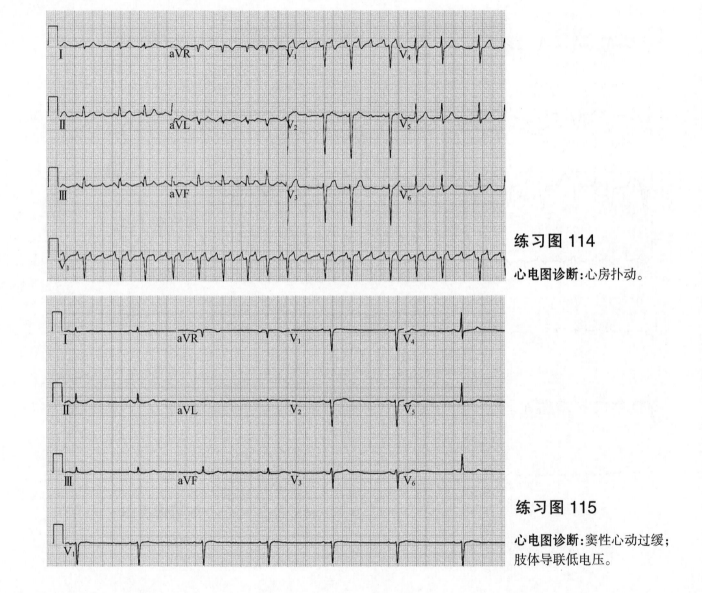

练习图 114

心电图诊断：心房扑动。

练习图 115

心电图诊断：窦性心动过缓；
肢体导联低电压。

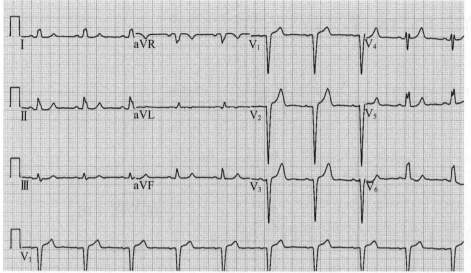

练习图 116

心电图诊断:窦性心律;前间壁心肌梗死;肢体导联低电压。

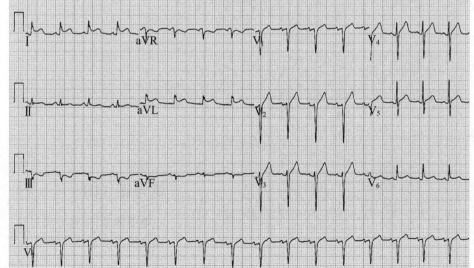

练习图 117

心电图诊断:窦性心动过速;急性侧壁心肌梗死。

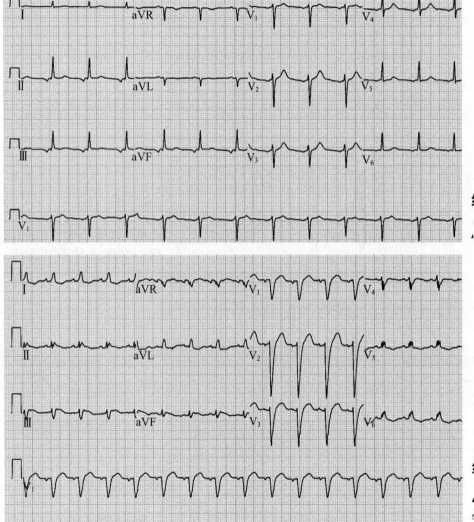

练习图 118

心电图诊断：交界性心律。

练习图 119

心电图诊断：窦性心动过速；
完全性左束支传导阻滞。

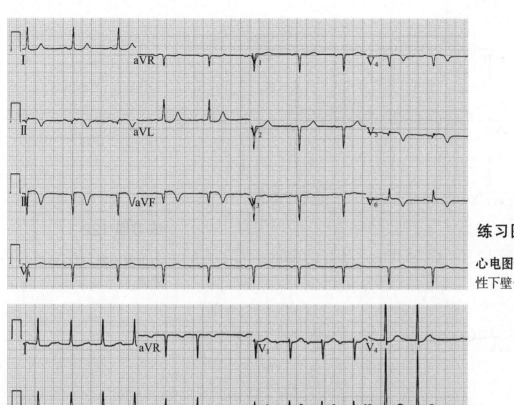

练习图 120

心电图诊断:窦性心律;陈旧性下壁+广泛前壁心肌梗死。

练习图 121

心电图诊断:短阵房性心动过速伴一度房室传导阻滞。

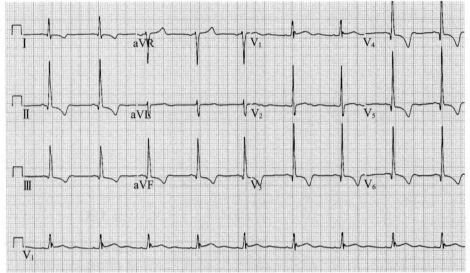

练习图 122

心电图诊断：左心室肥大伴劳损。

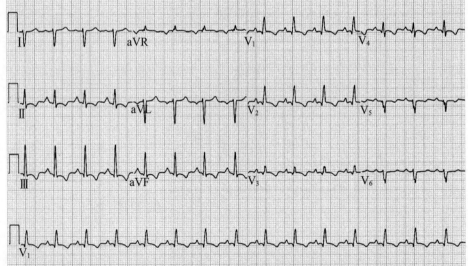

练习图 123

心电图诊断：窦性心动过速；右心室肥大伴劳损。

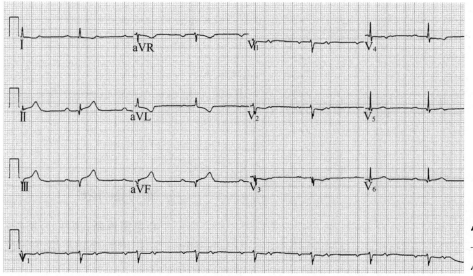

练习图 124

心电图诊断:窦性心动过缓；
一度房室传导阻滞；陈旧下壁
心肌梗死。

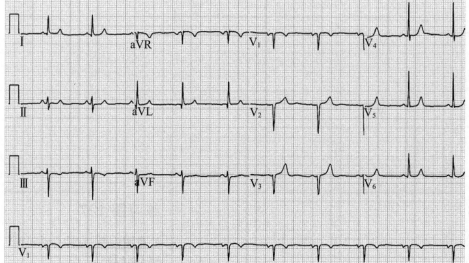

练习图 125

心电图诊断:窦性心律；左前
分支阻滞；陈旧性前间壁心
肌梗死。

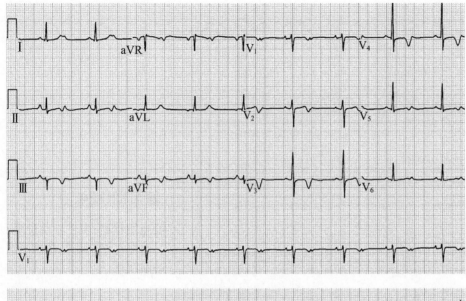

练习图 126

心电图诊断: 房性心动过速 2:1 下传;电轴左偏;T 波改变。

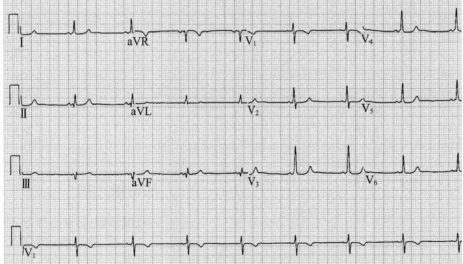

练习图 127

心电图诊断: 窦性心动过缓;短 PR 综合征。

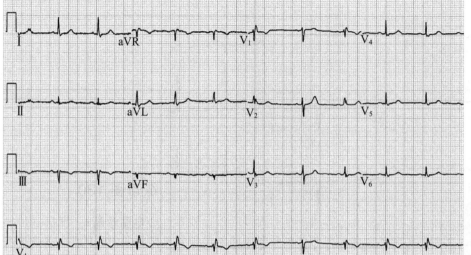

练习图 128

心电图诊断:窦性心律;左前分支+右束支阻滞。

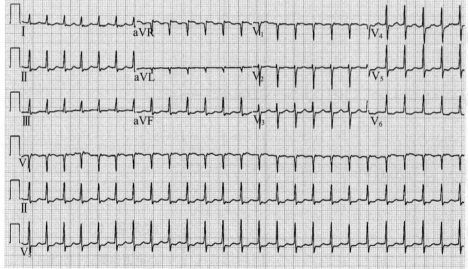

练习图 129

心电图诊断:阵发性室上性心动过速。

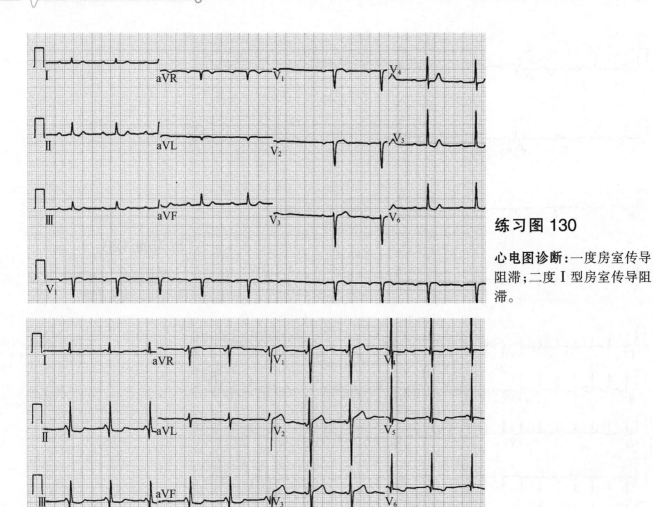

练习图 130

心电图诊断:一度房室传导阻滞;二度Ⅰ型房室传导阻滞。

练习图 131

心电图诊断:短 PR 综合征。

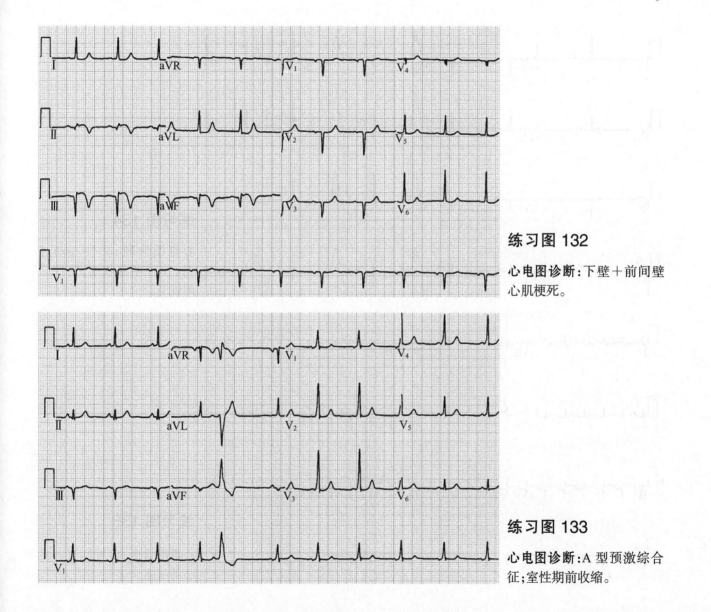

练习图 132

心电图诊断：下壁＋前间壁
心肌梗死。

练习图 133

心电图诊断：A 型预激综合
征；室性期前收缩。

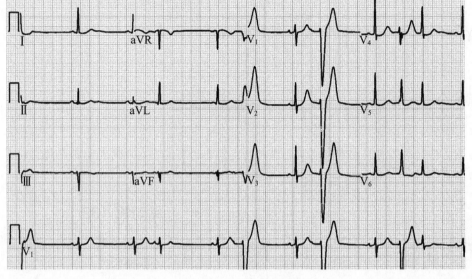

练习图 134

心电图诊断：窦性心动过缓；房性期前收缩；室性期前收缩。

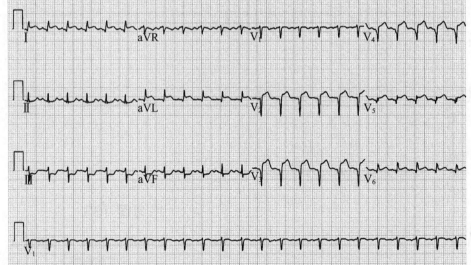

练习图 135

心电图诊断：阵发性室上性心动过速。

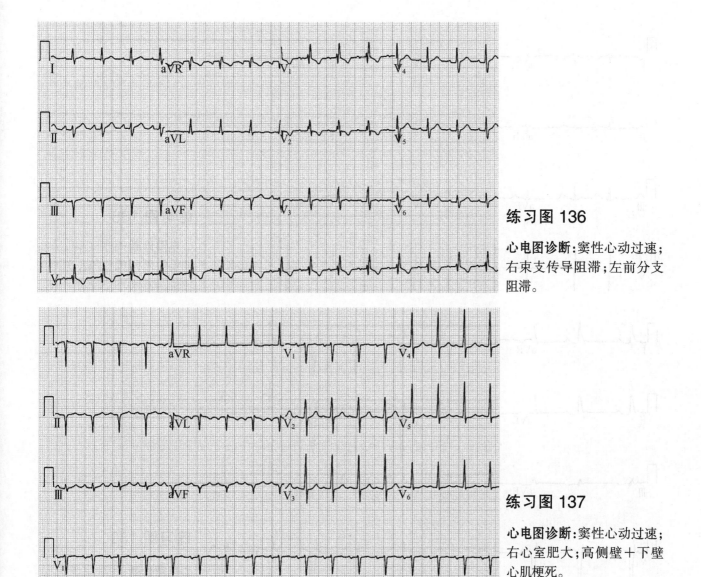

练习图 136

心电图诊断：窦性心动过速；右束支传导阻滞；左前分支阻滞。

练习图 137

心电图诊断：窦性心动过速；右心室肥大；高侧壁＋下壁心肌梗死。

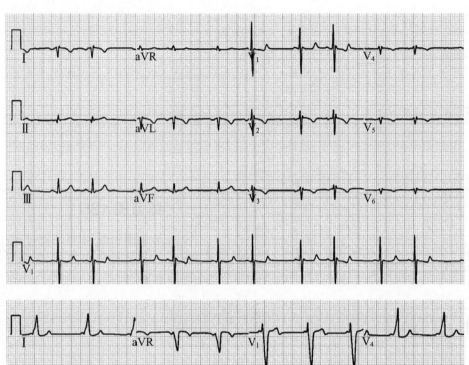

练习图 138

心电图诊断:窦性心律;房性期前收缩;电轴右偏,逆钟向转位;胸导联 R 波递增不良。

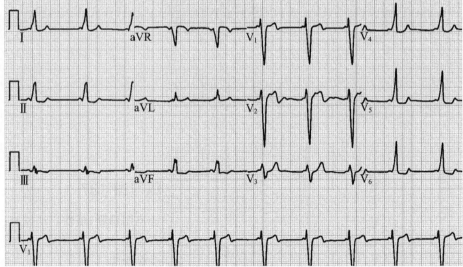

练习图 139

心电图诊断:预激综合征。

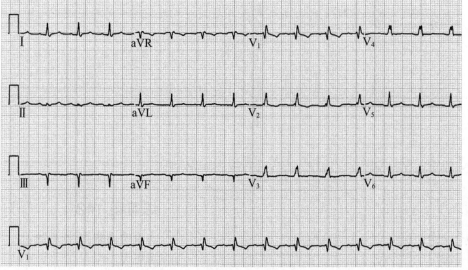

练习图 140

心电图诊断:完全性右束支
传导阻滞;左前分支阻滞。

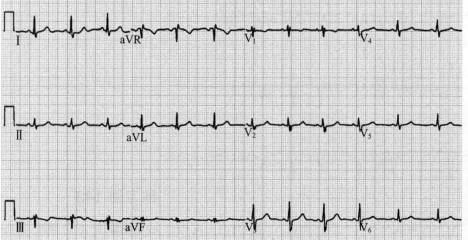

练习图 141

心电图诊断:窦性心律;电轴
左偏;低电压。

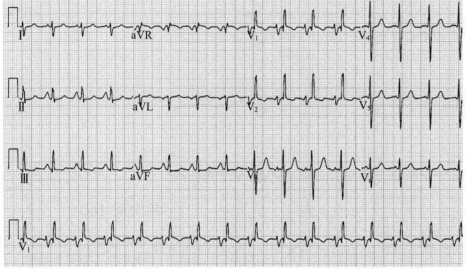

练习图 142

心电图诊断：窦性心律；左心房肥大。

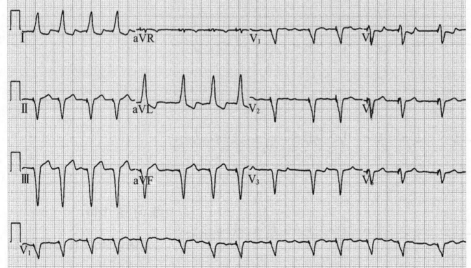

练习图 143

心电图诊断：心房颤动；右心室起搏心律。

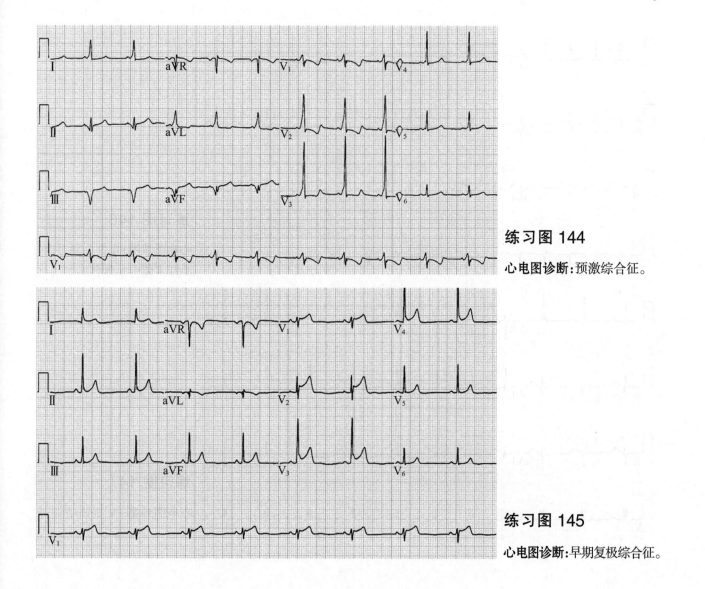

练习图 144

心电图诊断:预激综合征。

练习图 145

心电图诊断:早期复极综合征。

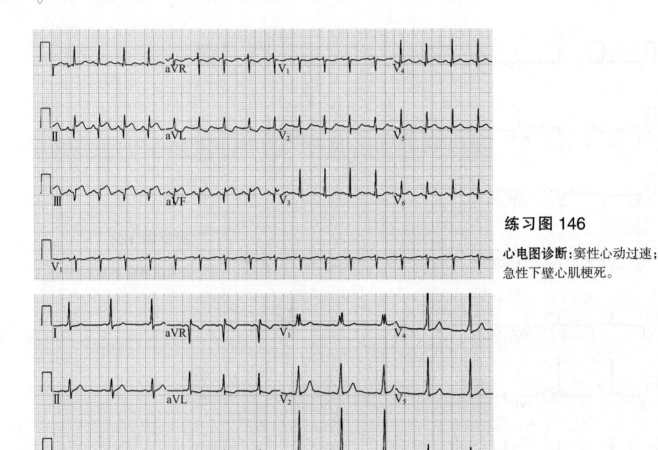

练习图 146

心电图诊断: 窦性心动过速；急性下壁心肌梗死。

练习图 147

心电图诊断: A 型预激综合征。

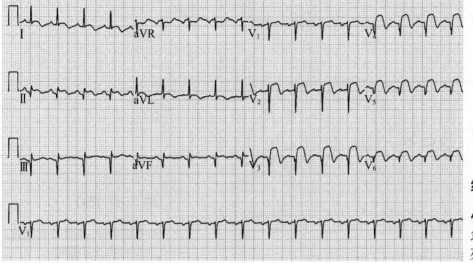

练习图 148

心电图诊断:窦性心动过速;
急性下壁+广泛前壁心肌梗
死。

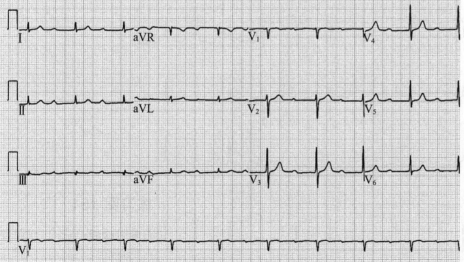

练习图 149

心电图诊断:窦性心律;一度
房室传导阻滞。

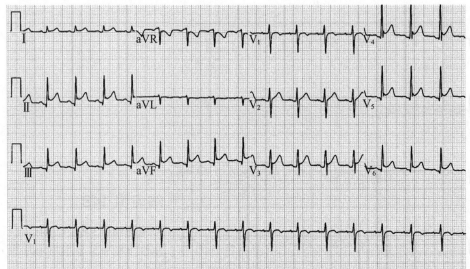

练习图 150

心电图诊断：窦性心动过速；
急性下壁心肌梗死。

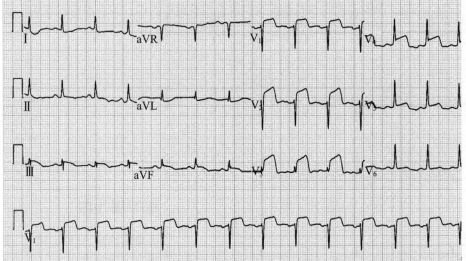

练习图 151

心电图诊断：急性广泛前壁
心肌梗死。

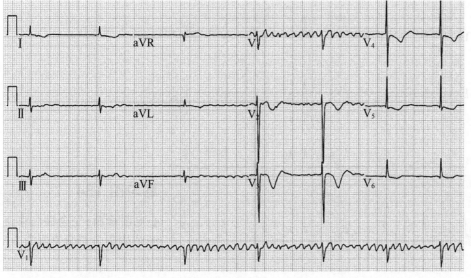

练习图 152

心电图诊断:慢性心房颤动。

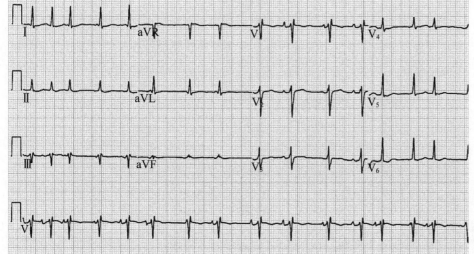

练习图 153

心电图诊断:窦性心律;房性期前收缩;不全性右束支传导阻滞;左前分支阻滞。

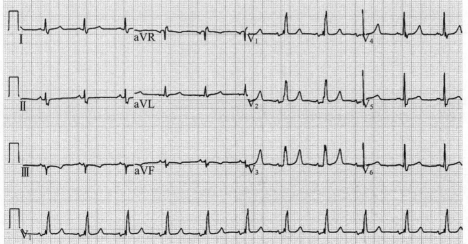

练习图 154

心电图诊断：完全性右束支传导阻滞；左前分支阻滞。